The Wire Bending Manual

必ず上達 ワイヤーベンディング

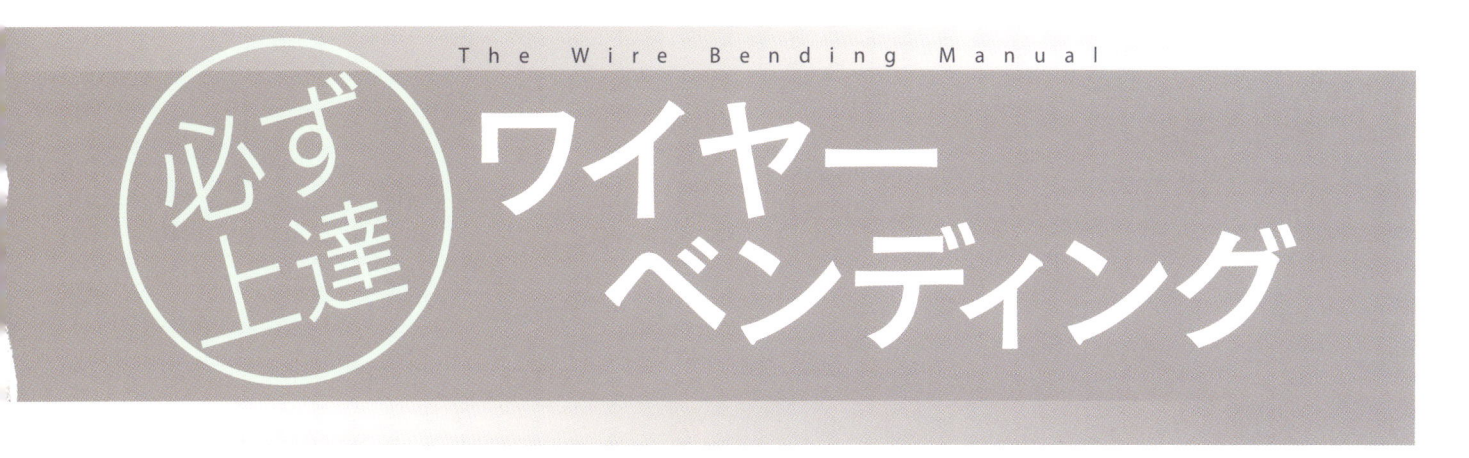

中島 榮一郎 著

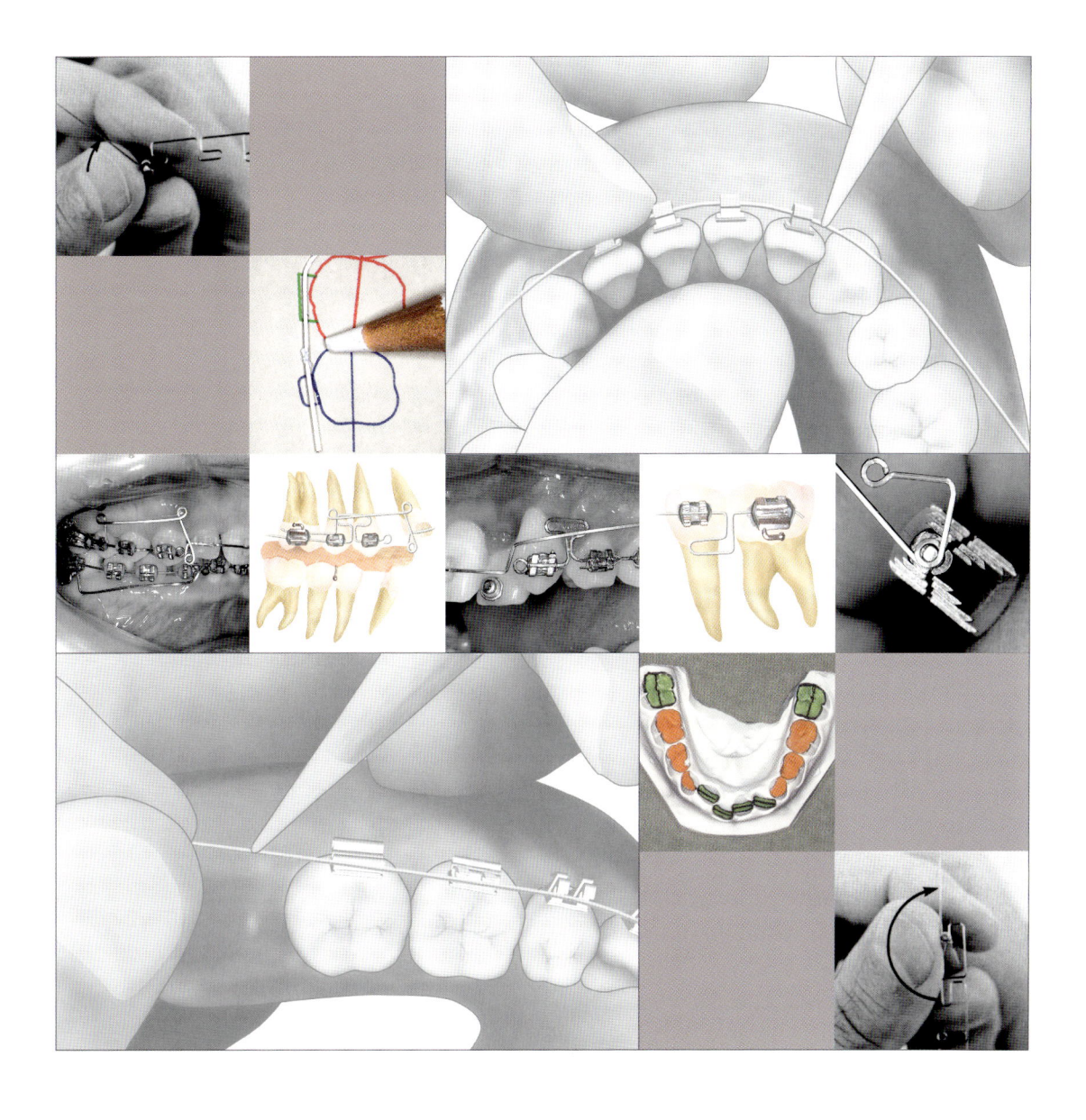

クインテッセンス出版株式会社　2009

Tokyo, Berlin, Chicago, London, Paris, Barcelona, Istanbul, Milano, São Paulo, Moscow, Prague, Warsaw, New Delhi, Beijing, and Bukarest

はじめに

＜それでも必須なワイヤーベンディング＞

　「今はストレートアーチの時代で，ワイヤーベンディングなど必要ない」という人が多いと聞く．ストレートワイヤーテクニックでは，単純に最初に，細くて弾力性の高いストレートのワイヤーを入れ，順々に太いものに換えていけば治ることになっている．本当にそうだろうか？　個々の症例がもつ骨格的形態や機能不全，および歯の大きさや歯列の違い，また患者の年齢，性別，希望に合わせて調整する必要はないのか？　もし必要ないとすれば，すべての症例がみな同じ治療結果になるはずだが，それはない．しかし，最近のワイヤーの性質の進歩が臨床のテクニックを変化させたのも事実である．つまり，レジリエンスの高いワイヤーの開発により，ベンディングをする必要性が少なくなった．これは当然であろう．意味のないベンディングはする必要はない．

＜個人用のブラケットはなぜないのか？＞

　一方，ブラケットはどうか．ワイヤーの力は歯に接着されたブラケットを介して歯周組織や歯槽骨に伝えられるが，その形態や大きさは各テクニックの開発者，企業により異なる．しかし不思議なことに，どのブラケットもそれぞれ独自の理論の上に立ったトルク，アンギュレーション，インアウト，形態を付与しているが，患者ごとにそのスペックを変えることはなく，ほとんどのテクニックで1種類しかない．せいぜい抜歯，非抜歯でアンギュレーションやトルクを変えているものがあるくらいである．個々の症例の骨格的形態や機能はともかく，歯の冠や歯根の形態や大きさに合わせて，いくつかのスペックがあっても良いだろう．もちろん製作にあたっては，それぞれのテクニックの開発者や企業で研究し，統計学的に計算された独自の基準を使っていることを理論的根拠にしている．数年前，アジア人ヒスパニック専用モデルというブラケットが発売された時，「このモデルのサンプルに使ったのはなに人か？」と開発者に質問したことがある．答えは「日本人，韓国人，中国人，メキシコ人」とのことであった．これを聞いて，「アジア人にはなぜ上記の3種類しかなく，ヒスパニックはメキシカンだけなのか？」「それがこの1種類のブラケットになる理由は？」と，ごく単純な疑問を重ねて問う気も萎えてしまった．

＜1サイズしかない靴屋が商売になるか＞

　靴屋や洋服屋で買い物をする時，その店にただ一つのサイズしかなかったとしたら，そこで買う人はいないだろう．そんなばかな，と思うかもしれないが，こと矯正歯科の世界では今，現実にまかり通っている．より簡単に，より売上げを伸ばすためだけにストレートワイヤーを市場に出したとしたら，本末転倒である．生体の本質を何も考えず，ただ単純にいくつかの集団で形態学的統計処理を根拠にしただけの，独りよがりのブラケットやストレートワイヤーテクニックも多い．実は私自身，自分にとって使いやすければ，ブラケットやワイヤーは何でも良いと思っている．なるべく短期間で，より効果的で，生体と調和するワイヤーやブラケットを駆使したテクニックであれば良い．いたずらに複雑なワイヤーベンディングをする必要はさらさらない．こんな観点から今回の執筆を行った．本書を手にした方々に，その気持ちを忖度していただき，楽しく臨床をすすめるためのガイドブックとなれば望外の喜びである．

2009年　春

中島　榮一郎

CONTENTS

CHAPTER 1
「時間」と「重力」に対話するワイヤーベンディングとは？

1 4thオーダーベンドを極めろ

- 4thオーダーベンドを極めろ 8
- 足りないものは何？　それは情報だ 8
- どんな情報が不足しているのか？ 8
- 4th オーダーベンドとは何か？ 8

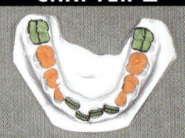

CHAPTER 2
カットモデルの役割

1 カットモデルの作り方

- カットモデルは靴の木型 10
- カットモデルの作り方とは？ 10

CHAPTER 3
ベーシック ワイヤーベンディング

1 失敗しないためのプライヤー選び

- バイオスペシャル 12
- バイオスペシャルの特徴 12
- バイオスペシャルの横 12
- バイオスペシャル,「受け」の部分 13
- バイオスペシャル, 柄の合わさる部分 13
- バイオスペシャル,「丸」と「受け」 13

2 プライヤーの持ち方

- 姿勢 14
- ベンディングの基本 14

3 ワイヤーベンディングの実際

- バーティカル オープンループ 15
- Check Point 1 17
- バーティカル ヘリカル クロージングループ 17
- Check Point 2 19
- ホリゾンタル"L"オープン ブートゥループ 20
- Check Point 3 22
- ホリゾンタル"T"オープンループ 23
- Check Point 4 26
- バーティカル アプロキシメイティッド ヘリカル クロージングループ 26
- Check Point 5 28
- ヘリカル ループ 28
- Check Point 6 30
- ストレート セクション　左下 30
- リトラクション セクション　左上 34
- リトラクション セクション　左下 37
- スタビライジング ヘリカルセクション　左上 37
- ロウアー ユーティリティアーチ 40
- マキシラリー クロージング ユーティリティアーチ 49
- アイデアル アーチ　下顎($\overline{6|6}$).016×.022 62
- アイデアル アーチ　下顎($\overline{6|6}$).016×.022 72
- アイデアル アーチ　上顎($7|7$).016×.022 72
- アイデアル アーチ　下顎($\overline{7|7}$).016×.022 73
- アイデアル アーチ　コーディネーション 73

CONTENTS

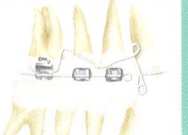

CHAPTER 4 起こりやすいトラブルの調整法

1 下顎前歯のローテーションを改善　15歳9か月, 女性 ……… 76

2 ⌐5 のローテーションを改善　13歳4か月, 女性 ……… 77

3 1|1 の逆V字形（近心ローテーション）を改善　30歳10か月, 女性 ……… 78

4 3|3 の異所萌出を改善　15歳1か月, 男性 ……… 80

5 側方歯群のオープンバイトの処置　19歳6か月, 女性 ……… 82

6 上下第一大臼歯のクロスバイトを改善　7歳7か月, 女性 ……… 83

7 下顎第一大臼歯と第二小臼歯の間のステップを改善　9歳11か月, 女性 ……… 84

8 成人のディープバイトを改善　CLⅡ div.2　57歳4か月, 女性 ……… 86

9 成長期のディープバイトを改善　CLⅡ div.2　14歳11か月, 女性 ……… 88

10 下顎歯列弓拡大の一方法　CLⅡ div.1　11歳8か月, 男性 ……… 90

11 Ⅱ級仕上げ　CLⅡ div.1　11歳8か月, 男性 ……… 92

CHAPTER 1

「時間」と「重力」に対話する
ワイヤーベンディングとは？

1　4 thオーダーベンドを極めろ

1　4thオーダーベンドを極めろ

矯正治療を成功に導くのは，個別のワイヤーベンディングの技術ではない．と言ったら，本書の読者にお叱りを受けるだろう．矯正だけでなく，インプラントや歯周外科をはじめとして口腔外科にいたるまで，テクニックを必要とする分野ではそれ自体の習得が最終目的になってしまいがちである．しかし，そのテクニックを駆使して何をどこに導こうとしているのか，がわからなければ意味がない．それが4thオーダーベンドだ．

4thオーダーベンドを極めろ

これまでの矯正歯科学の教科書には1st，2nd，3rdオーダーベンドについての記述はあるが，4thオーダーベンドについて述べたものは少ない．1stオーダーベンドはインアウト，2ndオーダーベンドはステップアップ・ダウン，3rdオーダーベンドはトルクを意味する．ワイヤーベンディングはこれだけを完璧に再現できれば良いのだろうか？　否．では，何が足りないのだろうか？

足りないものは何？　それは情報だ

「足りないもの」を考える前に，「1st，2nd，3rdオーダーベンドで何が可能なのか」を考える必要がある．これらのベンディングが意図するものは，簡単に言えば石膏模型上でのワイヤーベンディングだ．石膏模型上の歯には印象を採得した時点での歯や歯肉，口蓋など，ごく限られた情報を石膏上で再現しようとしたモノにすぎない．石膏模型そのものに歯槽骨や歯根膜，歯肉，小体，舌などが存在しないので，非常に限られた情報しか表現していない．限られた情報を基にしたワイヤーはそれだけの結果しかもたらさない．

どんな情報が不足しているのか？

生命体である…

われわれがワイヤーを使って力を伝えたい対象である歯および歯列弓は，患者さんという意思をもった生命体を構成する，口腔という器官の一部であり，個体を離れたモノとしての歯や歯列弓ではない．

時間…

われわれの本質的な対象が意思をもった生命体であるとすると，その個体の変化に関与するとき，「時間」というものを抜きにしては語れない．つまり，それぞれの個体についての受精，出産，成長，発育，老化，死というライフステージである．

重力…

その個体すらガイヤという相対的環境の中でしか生存しえない．われわれは二足歩行とともに脳を発達させ，それを武器に進化を生き抜いてきた．そのために，直立姿勢のまま，いかに「重力」とのバランスを保つか，という命題が生まれ，口腔諸器官の形態と機能もその命題を満たすように進化してきた．この過程を考慮せずに，歯や歯列を生体とは別なモノとしてストレートに並べることに，どれほどの意義があるのだろうか．

4thオーダーベンドとは何か？

4thオーダーベンドとは，まさにこれまで述べてきたことのすべてを情報としてワイヤーに盛り込むためのベンディングである．しかし，ただ1本のワイヤーにすべての情報を組み入れることには当然，無理がある．歯科臨床の重要な目的の一つは，口腔領域はもちろん，身体全体に張り巡らされた感覚器を介して，中枢に信号を送り，脳から筋への適正な指令を引きだし，必要十分な筋の機能を引きだすことにある．これを達成するための一つの武器として，4thオーダーベンドがある．つまり，4thオーダーベンドは"ベンドのやりかた"ではなく，"情報"である．

CHAPTER 2

カットモデルの役割

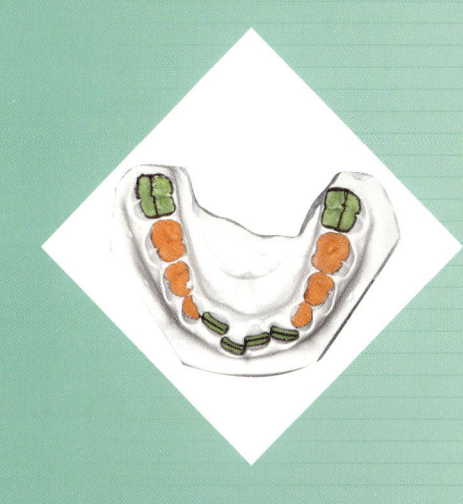

1 カットモデルの作り方

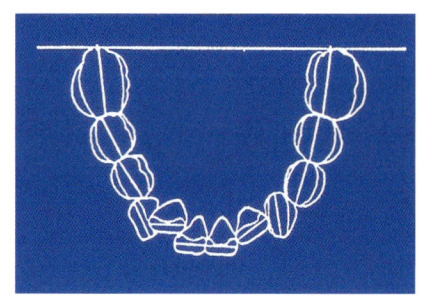

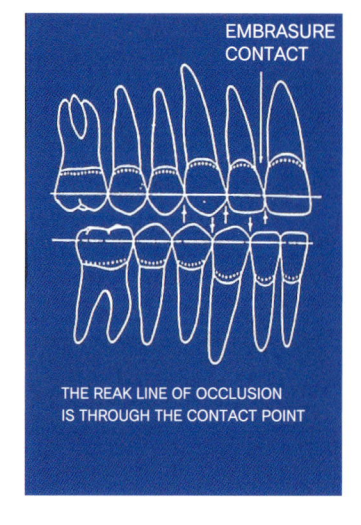

第2章　カットモデルの役割

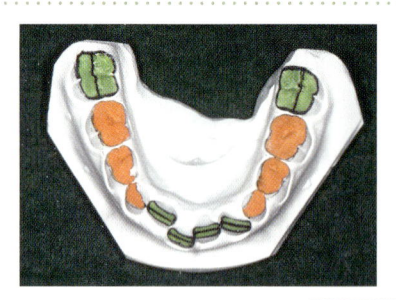

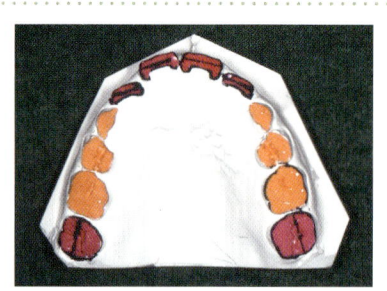

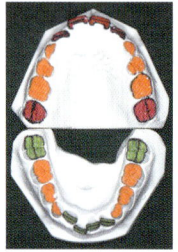

1 カットモデルの作り方

歯を顎骨や歯槽骨のなかに適切に位置づけ，咀嚼機能や審美的目的を改善するには，Line of Occlusion を基準にした立体的なモデルが必要となる．もちろん CAD システムを使えば簡単であるが，もっとも安価で，だれでもすぐできる方法がある．それがここで述べるカットモデルである．

カットモデルは靴の木型

いまでは靴職人が少なくなってしまったが，靴を誂えるときには手作りの木型を用意する．足の立体的モデルだ．もちろん CAD システムを使ったものでも良い．これがないと，その人個人の足にピッタリ合う靴はできない．これと同じで，個人の口腔内環境に合わせた歯列は，その個人に合ったカットモデルが必要となる（図1）．

図1　カットモデル．

カットモデルの作り方とは？

不正咬合がある模型をトリマーでズーッと削ってしまうのではなく，1本1本の歯を仮想の歯軸に合わせて，それと直交する近遠心のコンタクトポイントを結んだ平面に合わせて削る．この平面上に再現される，それぞれの歯の近遠心のコンタクトポイントを測ると，より正確な近遠心径が得られる．また，それぞれの歯の頬側と舌側の最大豊隆部を測れば頬舌径がわかり，ワイヤーに付与すべきオフセットやベイヨネットベンドの大きさを予測することが可能である．もしブラケットを誂えることができるなら，この数値からその患者さんに合ったインアウトを考慮したブラケットを注文することが可能になるが，現在は無理である．どんなに歯幅の違いがあっても同じブラケットを使わざるをえないので，その違いはベンディングで調整しなければならないのだが，それでもストレートというのだろうか（図2）．

図2　カットモデルの作り方．

CHAPTER 3

ベーシック
ワイヤーベンディング

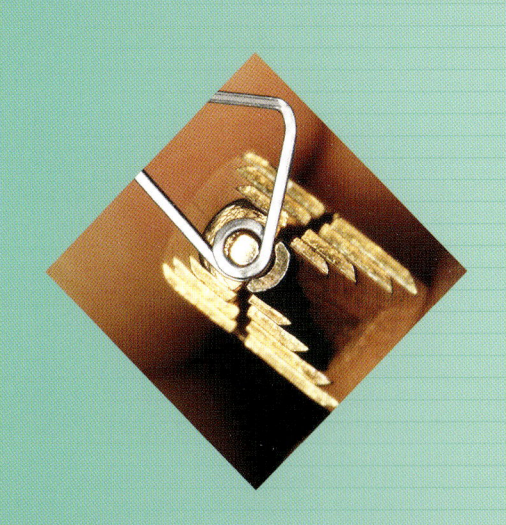

1 失敗しないためのプライヤー選び
2 プライヤーの持ち方
3 ワイヤーベンディングの実際

1 失敗しないためのプライヤー選び

宮本武蔵は大工の心得について「仕事が曲がらないこと」「留めを合わせること」「後で歪まないこと」…と述べている．そのために，さまざまな用途の道具が生みだされてきた．これらの道具を自在に使いこなしてこそ，歴史に堪えうる仕事ができるという．理想的には自分に合った道具を創ることではあるが，良い仕事をするためには可能なかぎり，自分に合った道具をそろえることに労を惜しんではならない．矯正家も同様である．

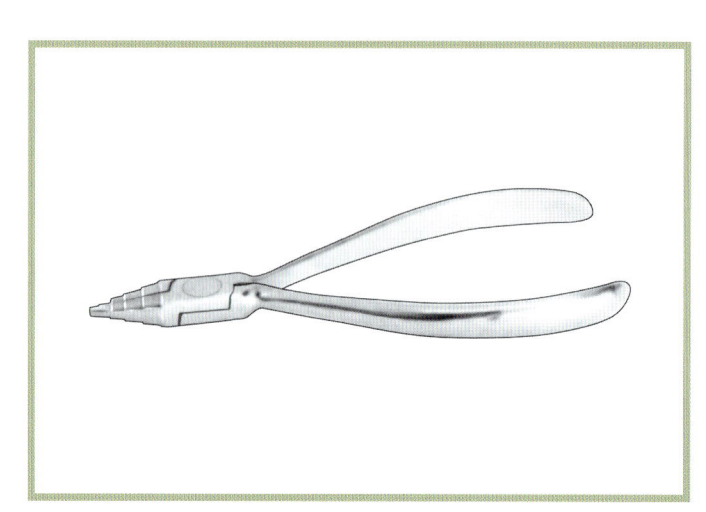

バイオスペシャル

図1　バイオプログレッシブ テラピーで，もっとも良く使われる.016×.016のブルーエルジロイワイヤーを曲げるために，特別にデザインされたプライヤーである．
　しかし，エルジロイワイヤーでなくとも，同様の性質をもったものであれば，他のワイヤーに使用してもよい．

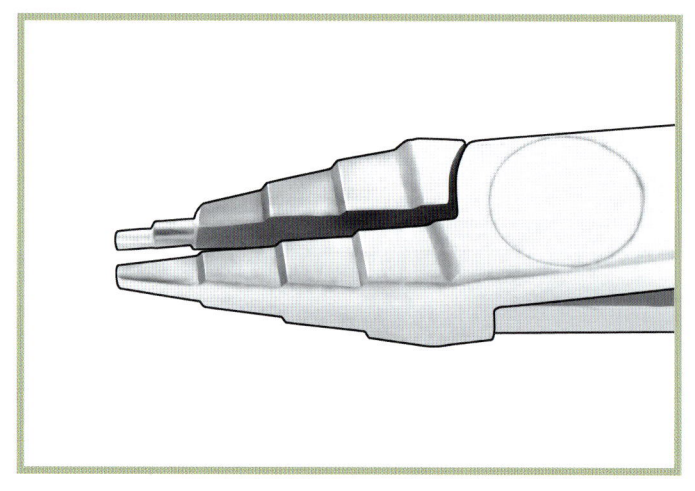

バイオスペシャルの特徴

図2　他のプライヤーと比べていちばん違う点は，プライヤーの先の部分である．円筒の部分が先細りではなく，逆テーパーになっている．
　第1段目では円筒の先が1mmで，根元が0.8mmぐらいになっている．「受け」は，その円筒と同じ半径の半月状になっており，その間にはさんだワイヤーを正確に曲げることができる．

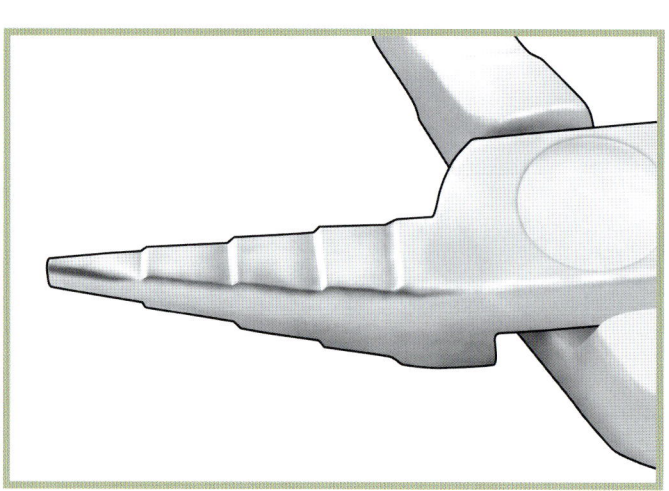

バイオスペシャルの横

図3　ワイヤーベンディングで大切なことの1つに，ある長さのワイヤーを正確に曲げるということがある．
　そのために「受け」の横腹の部分に4本の線が引いてあり，先のほうからそれぞれ3，4，5，6mmになっている．この線に合わせてワイヤーをはさんで曲げれば一定の長さになる．

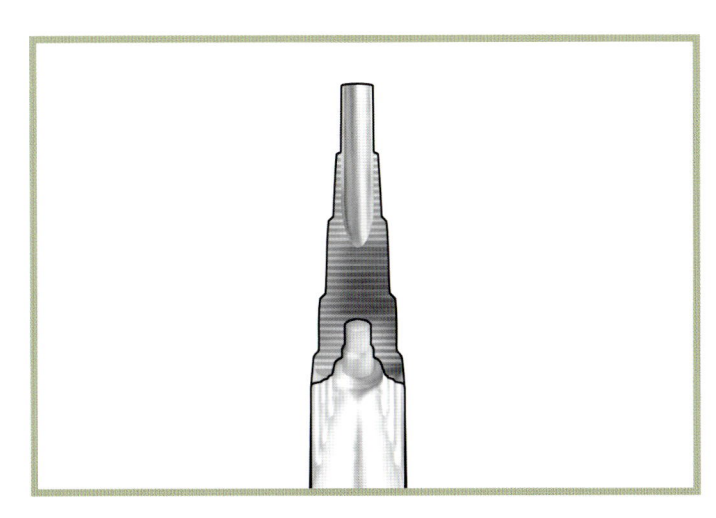

第3章 失敗しないためのプライヤー選び

バイオスペシャル，「受け」の部分

図4 「受け」の部分を上から見ると，尖の部分の横幅は2mmあり，その同じ幅で3.5mm続いている．これは正確に2mmで曲げられることと，90°に押し曲げたときに，ワイヤーに"ひねり"が起こらないためである．
　また，反対側の軸の2段目の円筒の下はゆるいカーブ状にカットしてあり，犬歯のカーブなどをつくるのに便利である．

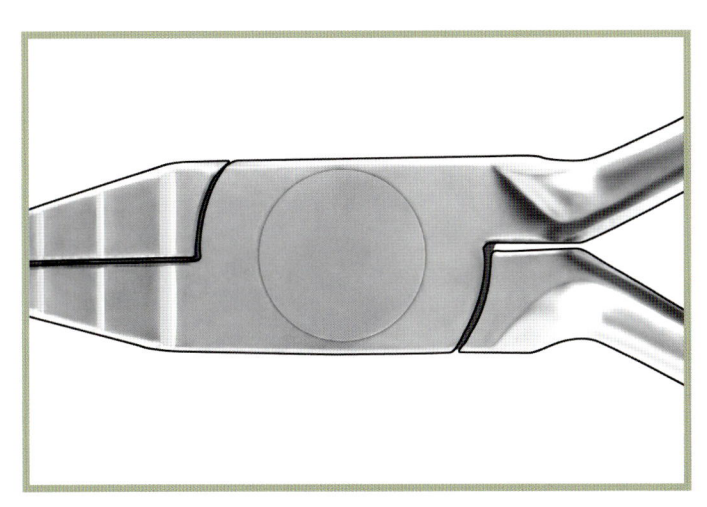

バイオスペシャル，柄の合わさる部分

図5 2本の柄の合わさるところが，約1mmくらいあいている．これがスプリングの役目をし，柄に適度なしなりを与える．
　もし強い力で握った場合でも，大切なプライヤーの先にかかる力を少なくし，変形を防ぐことができる．
　しかし，あくまでもプライヤーは軽く握るような心がけが必要である．

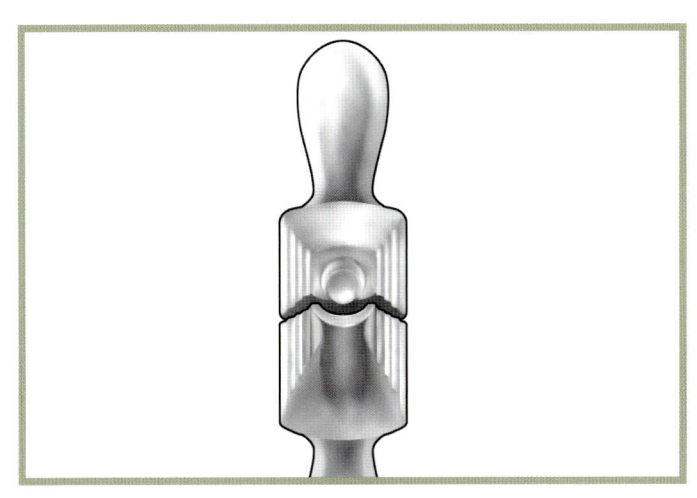

バイオスペシャル，「丸」と「受け」

図6 バイオスペシャルを先のほうから見ると，丸い軸状の部分と，それを受ける半月状の部分がある．前者を「丸」，後者を「受け」とよぶ．両者の間にワイヤーをはさみ，「丸」の部分を利用して，ワイヤーにループを曲げ込む．
　プライヤーの先はプライヤーの命なので，むやみに太いワイヤーを曲げないようにすることが大切である．

2 プライヤーの持ち方

兵法を志す者が実践で相手と対峙するために，戦闘の場合の姿勢や刀の持ち方，打ち方を常日頃，繰り返し修行するように，矯正家も患者さんを治すために，プライヤーを持つ姿勢や持ち方，使い方をたえず修練することが大切である．

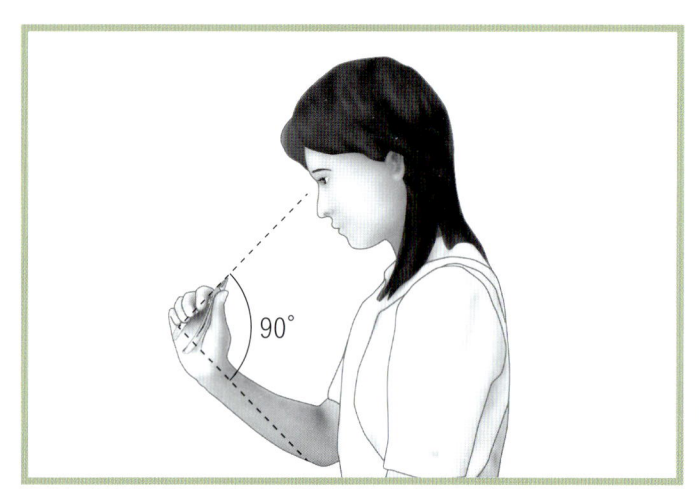

姿勢

図7　プライヤーは右手で軽く押さえるようにして，プライヤーの先と目を結ぶ線と手首の角度が90°になるようにする．

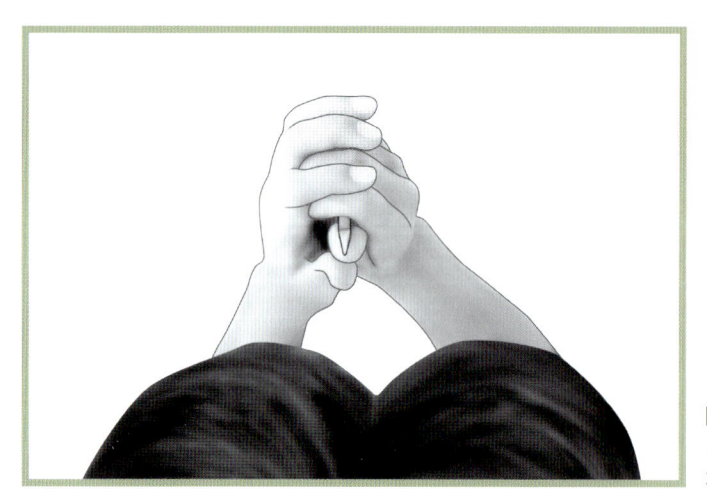

ベンディングの基本

図8　左手は右手の上に軽く添えるようにして，左手の親指と人差指を自由に動かせるようにしておく．

3 ワイヤーベンディングの実際

ワイヤーベンディングの目的はワイヤーの物理的性質を用いて，歯および口腔周囲組織の感覚器を刺激し，歯周組織，歯槽骨などの局所の変化を引きだすと同時に，中枢への適切な伝達を通じて必要十分な筋機能を誘導することにある．そのためには，いく通りもの方法が必要となる．その基本となるのがここでの練習である．だから，どの症例でも 5 mm とか15°というわけではない．

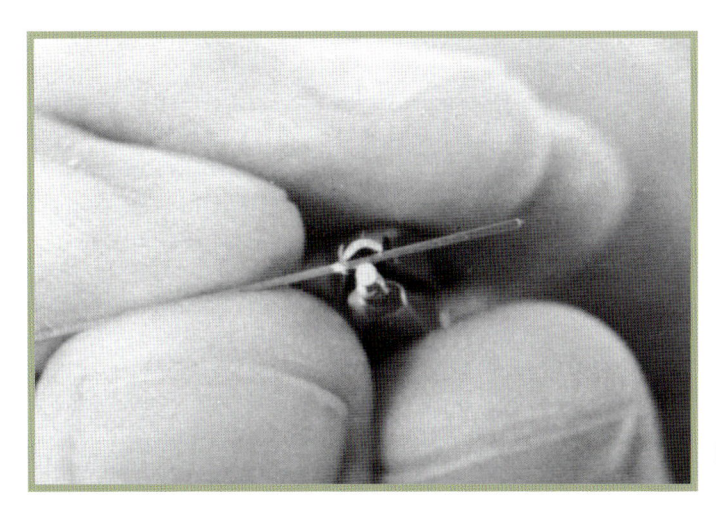

バーティカル オープンループ

図9　「丸」を手前にしてプライヤーを持ち，ワイヤーにつけた第1の印をはさむ．

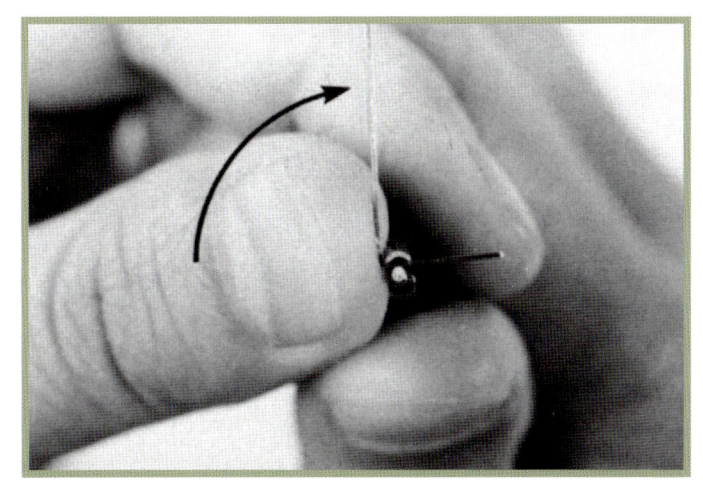

図10　左手の親指の先で90°押し上げる．

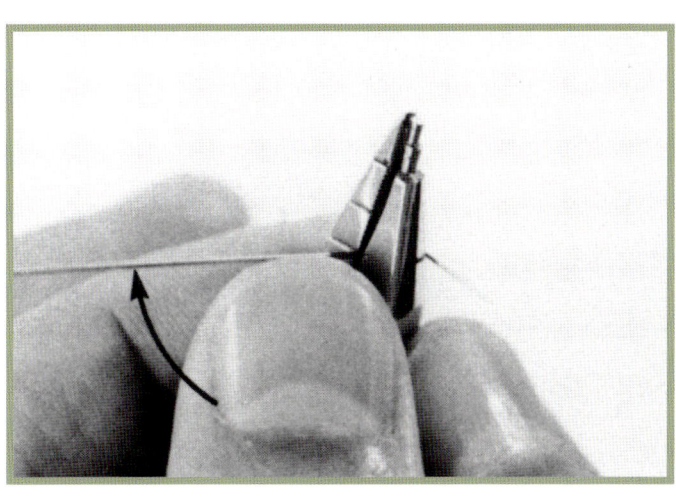

図11　プライヤーの「5 mm のライン」に合わせ，30°押し曲げる．

第3章 ベーシックワイヤーベンディング

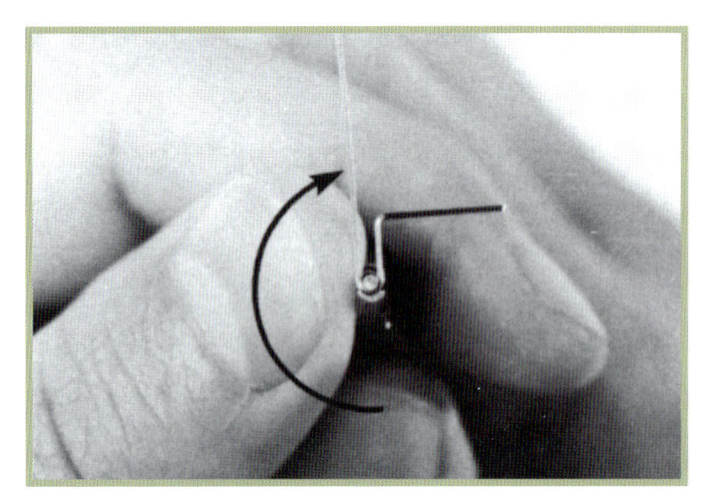

図12 プライヤーの「丸」に沿って半周曲げる．

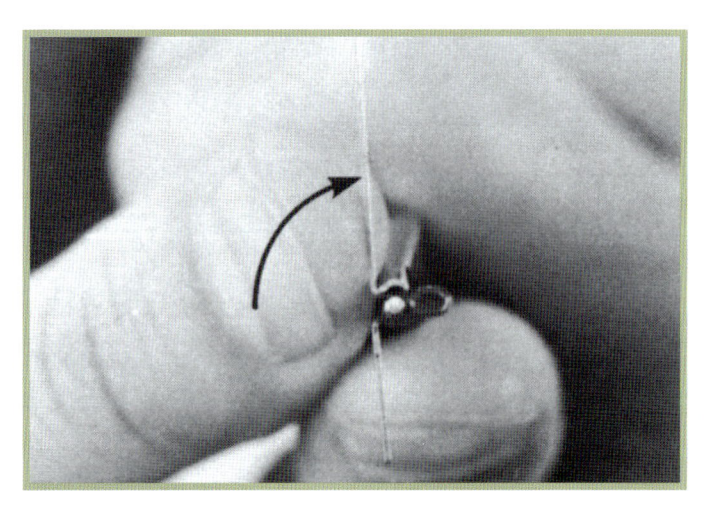

図13 ワイヤーの幅だけプライヤーの「受け」を右へずらして90°押し曲げ，基本線と一直線にする．

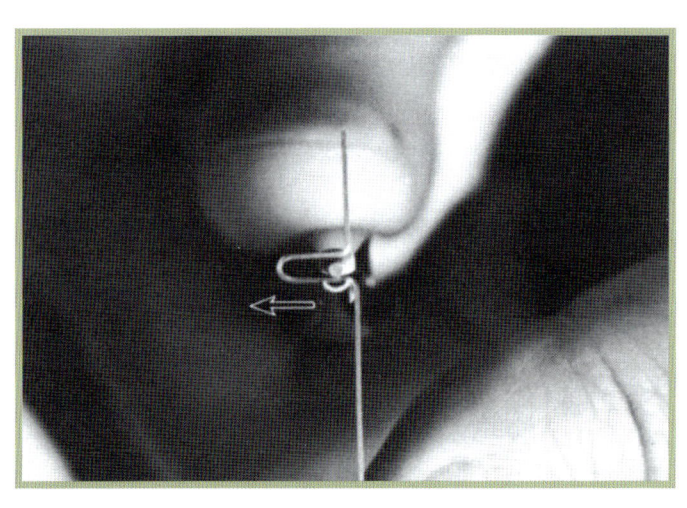

図14 ワイヤーの幅だけプライヤーの「受け」を右へずらさないと，基本線がずれてしまい一直線にならない．

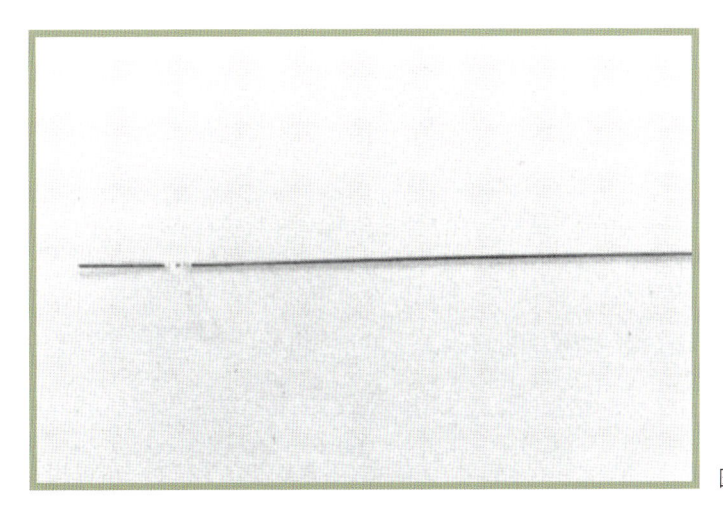

ワイヤーベンディングの実際 第3章

図15 真上から見ても一直線になる．

Check Point 1

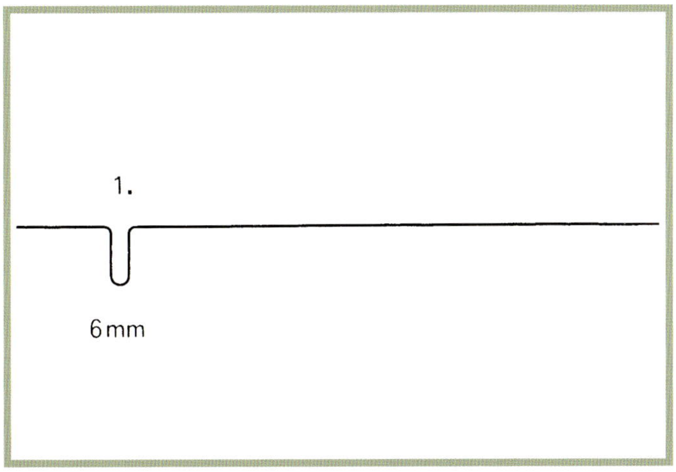

図16 図の上に重ねてループの長さ，幅，形をチェックする．

**バーティカル
ヘリカル
クロージングループ**

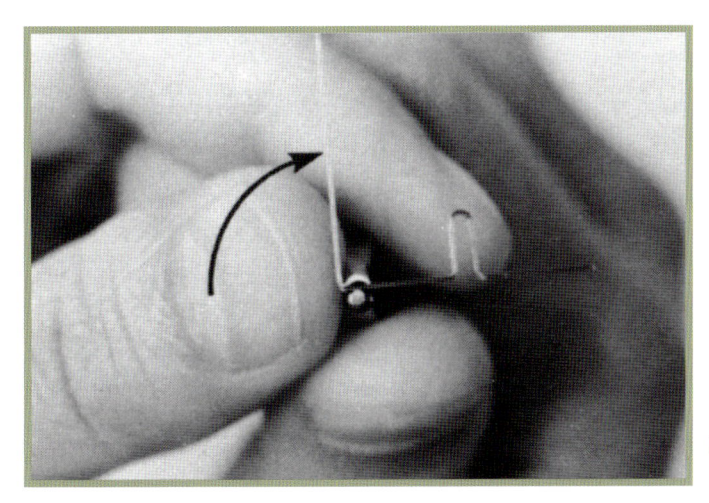

図17 プライヤーの「丸」を手前にして持ち，ワイヤーを90°押し曲げる．

17

第3章 ベーシックワイヤーベンディング

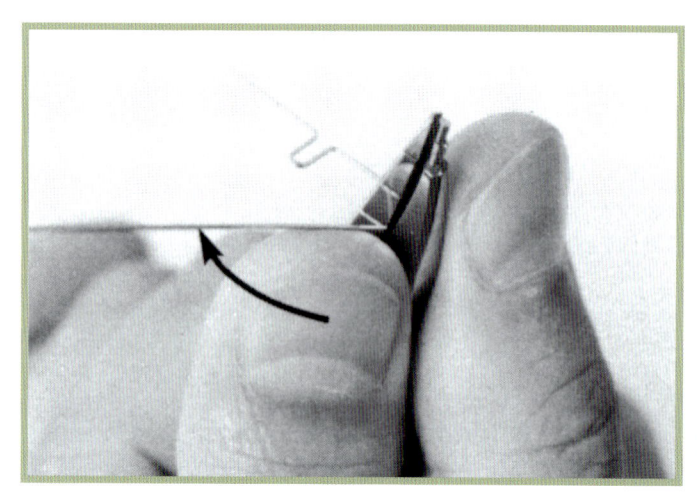

図18 プライヤーの「6 mm のライン」に合わせ，30°押し曲げる．

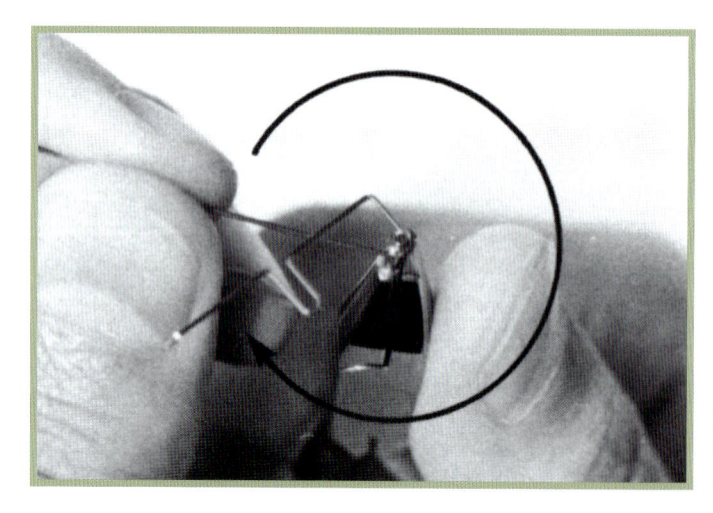

図19 「丸」に沿って1回転半させる．このときループは下方に巻くようにし，トルクが入らないようにする．

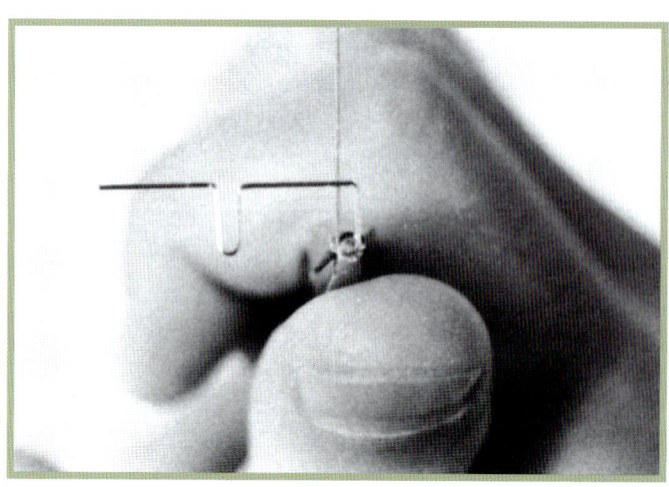

図20 2本の垂直の足が平行になるまで曲げる．

ワイヤーベンディングの実際 第3章

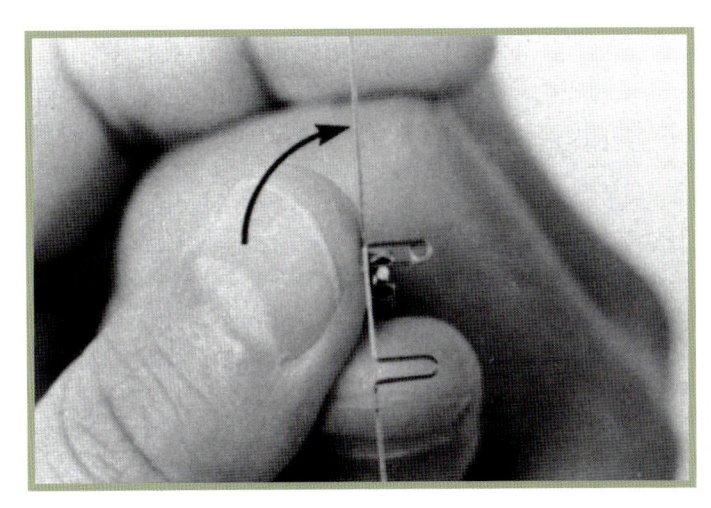

図21 プライヤーの「受け」をワイヤーの幅だけ右へずらして，90°押し曲げる．基本線が一直線になる．

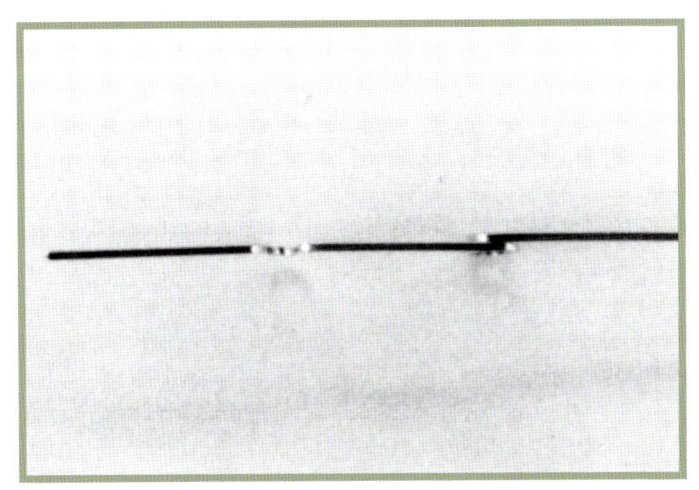

図22 ループの2本の垂直の足が開かないようにする．

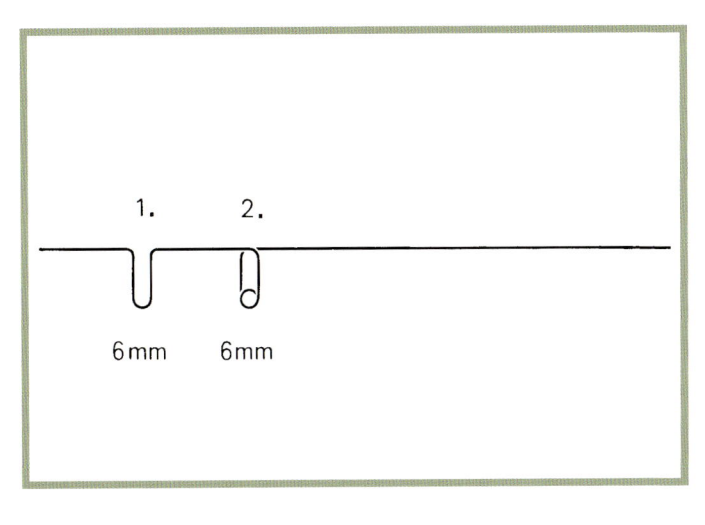

Check Point 2

図23 図の上に重ねてループの長さ，幅，形をチェックする．1番目のループとの間隔も正確にする．

第3章　ベーシックワイヤーベンディング

**ホリゾンタル"L"
オープンブートゥループ**

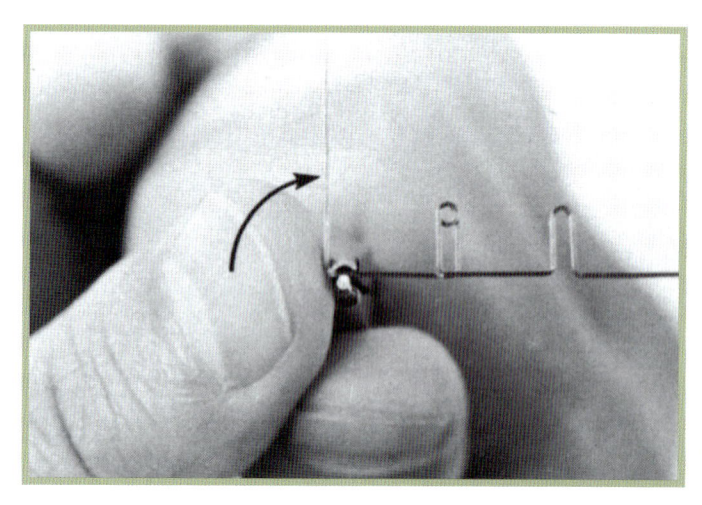

図24　「丸」を手前にしてプライヤーを持ち，3番目の印をはさみ，90°押し曲げる．

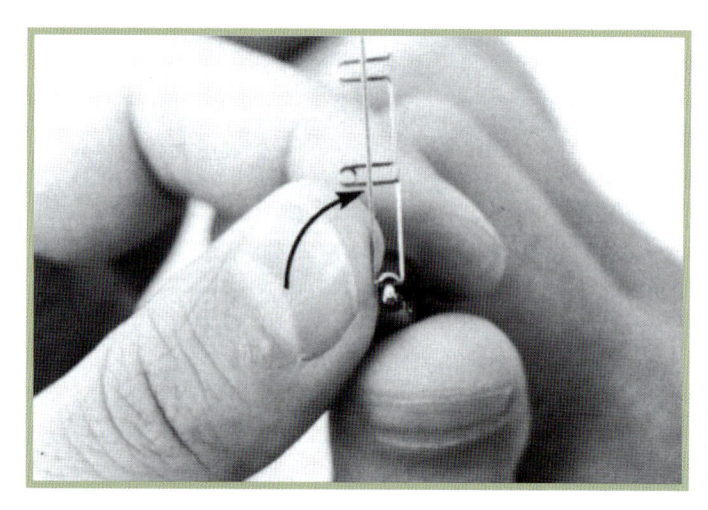

図25　プライヤーの「3 mmのライン」に合わせて90°押し曲げ，基本線を平行にする．

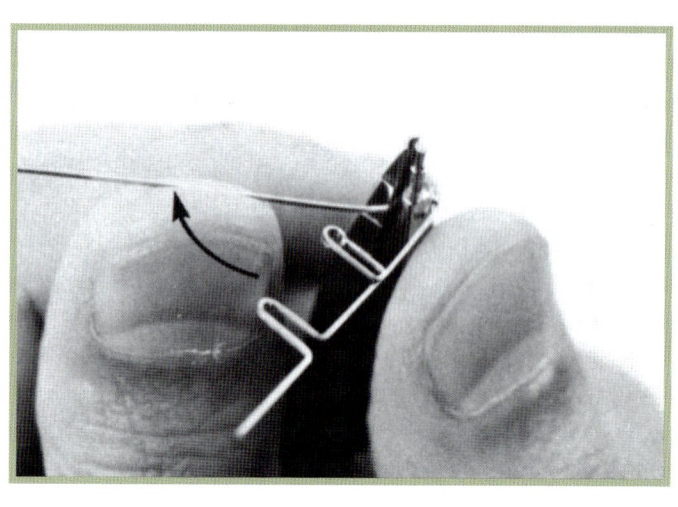

図26　プライヤーの「4 mmのライン」に合わせて30°押し曲げる．

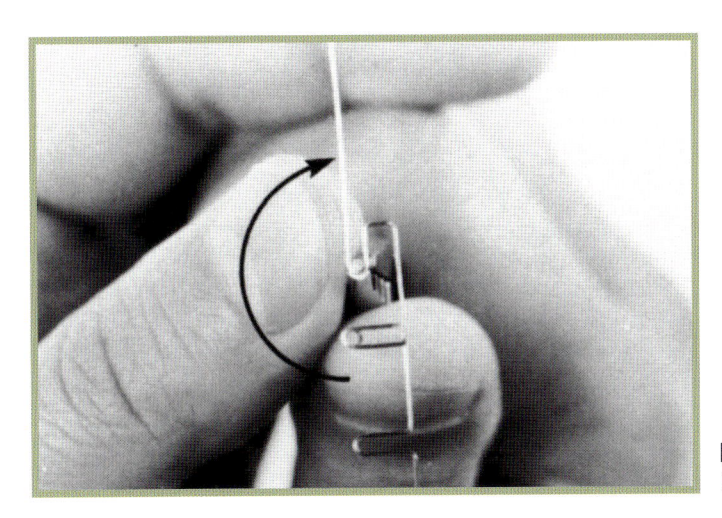

第 3 章 ワイヤーベンディングの実際

図27 プライヤーの「丸」に沿って半周曲げ，基本線と平行にする．

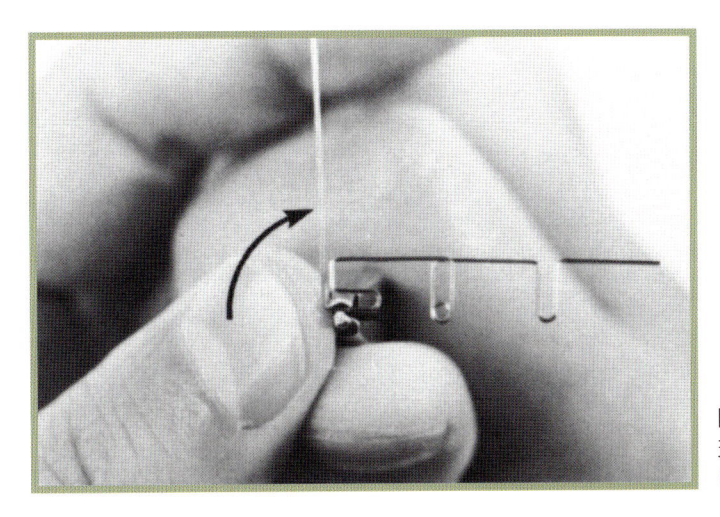

図28 垂直の足の延長線と水平の足との交点より，プライヤーをワイヤーの幅だけ左へずらして90°押し曲げる．

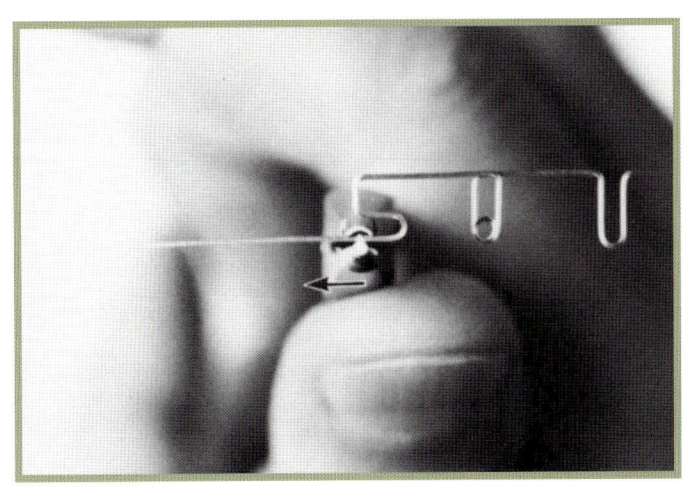

図29 ワイヤーの幅だけプライヤーを左にずらすことにより，2本の垂直の足が正確に並び，重ならない．

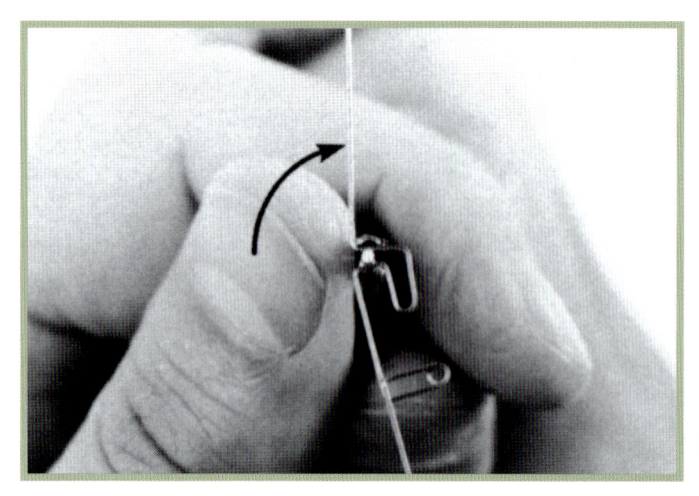

第3章　ベーシックワイヤーベンディング

図30　ワイヤーの幅だけプライヤーを右へずらして90°押し曲げる．

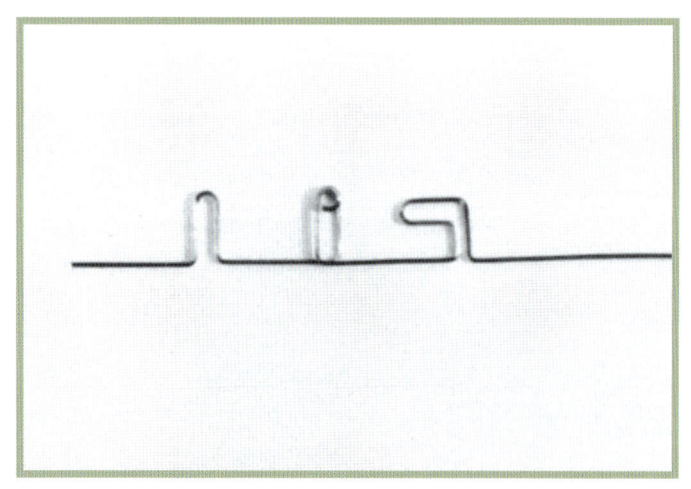

図31　3つのループの基本線は一直線になる．

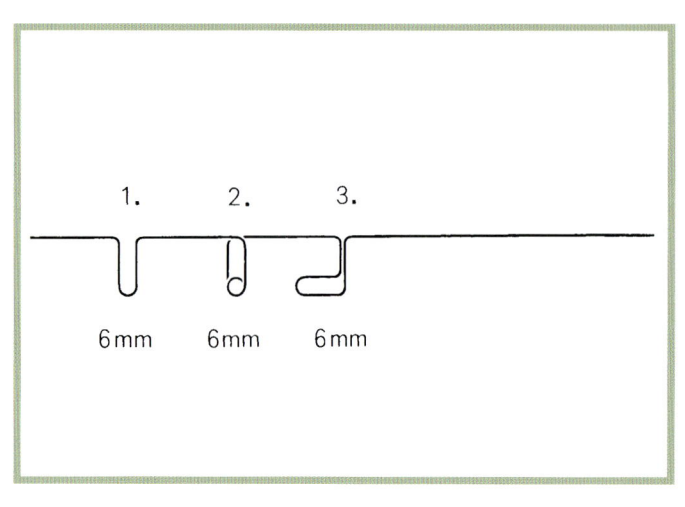

Check Point 3

1.　　2.　　3.

6mm　6mm　6mm

図32　図の上に重ねてループの長さ，幅，形をチェックする．3つのループバランスもチェックする．

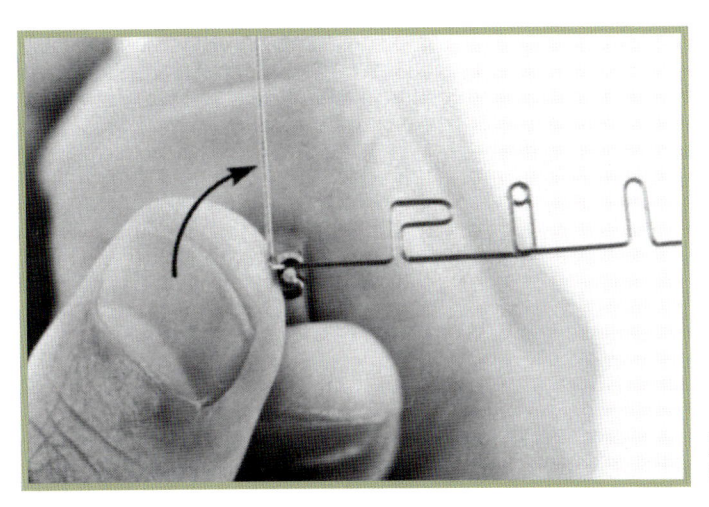

ワイヤーベンディングの実際 第3章

**ホリゾンタル"T"
オープンループ**

図33 プライヤーの「丸」を手前にして4番目の印をはさみ，90°押し曲げる．

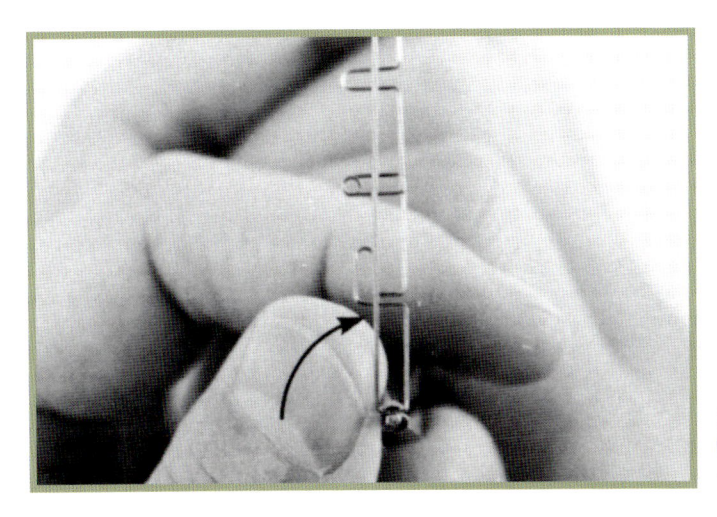

図34 垂直の足をプライヤーの3 mmの幅に合わせて90°押し曲げ，水平の足をつくる．

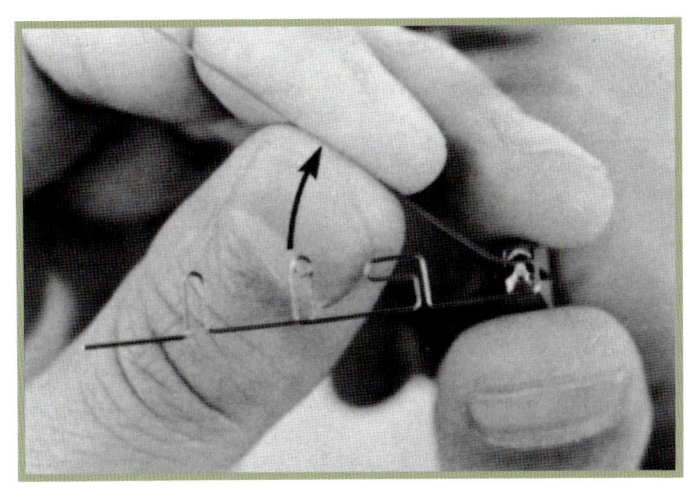

図35 水平の足を「受け」の幅と同じにして，30°押し曲げる．

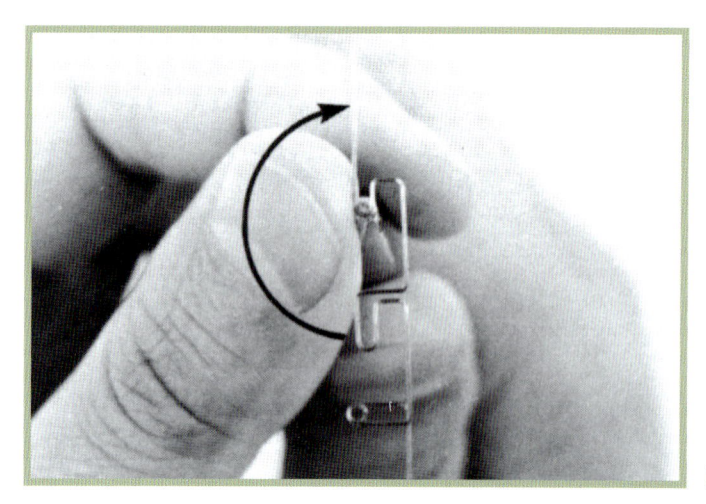

第3章 ベーシックワイヤーベンディング

図36 「丸」に沿って半周曲げる．

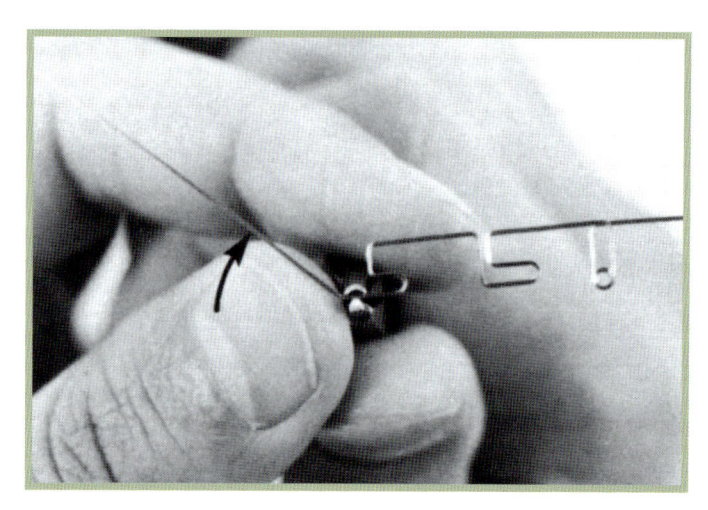

図37 垂直の足から左へ1mmずらし，15°押し曲げる．

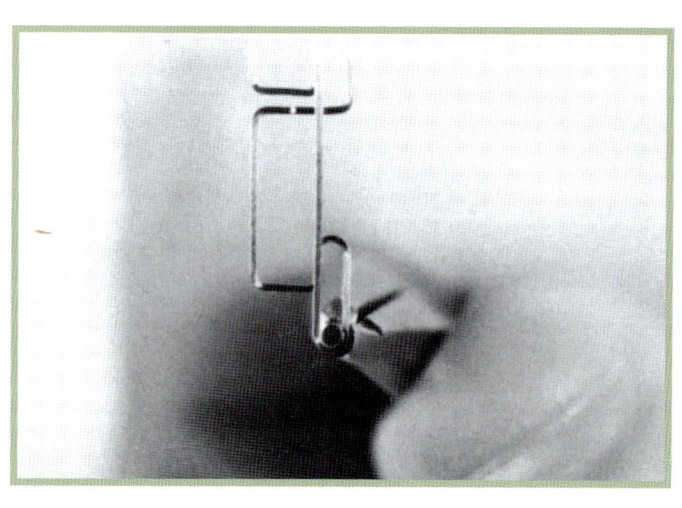

図38 「丸」に沿って半周曲げて，片側のループと重なるようにする．

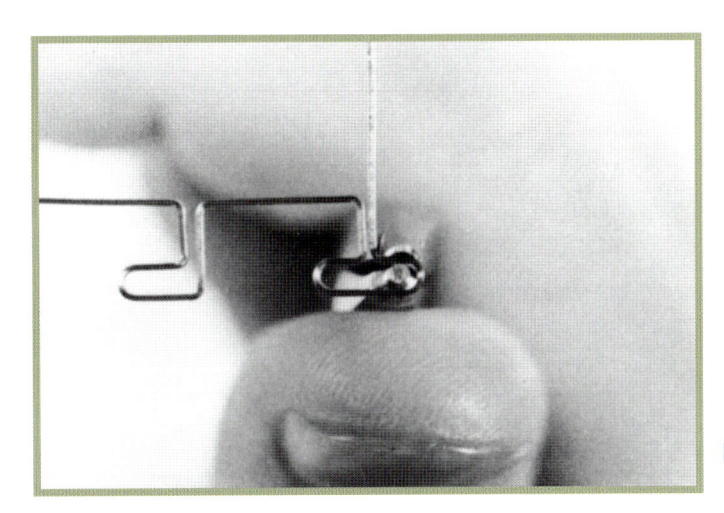

ワイヤーベンディングの実際 　第3章

図39 「受け」の幅ではさみ，90°押し曲げる．

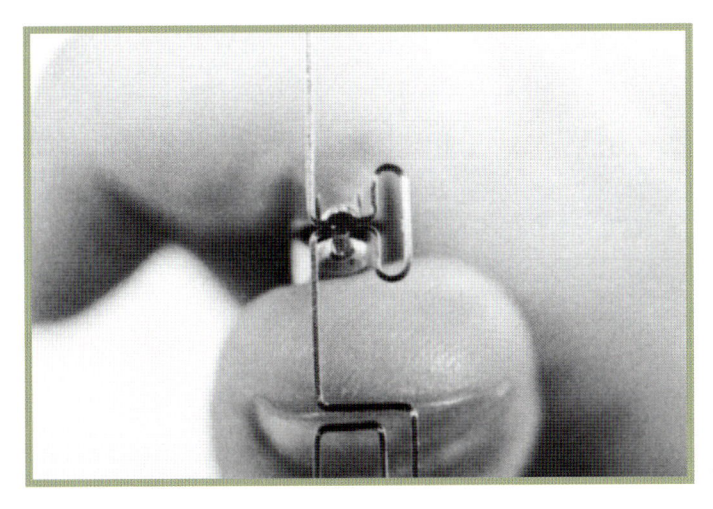

図40 ワイヤーの幅だけ左右にずらし，90°押し曲げて基本線をつくる．

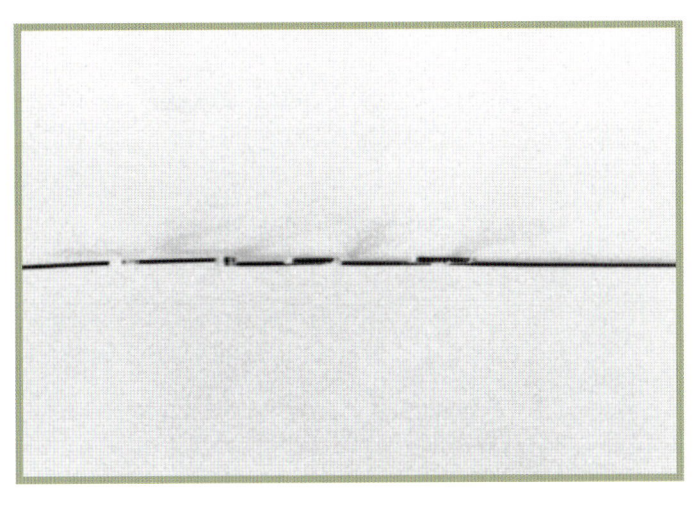

図41 真上から見た図．
平らな面の上では立てることができる．

25

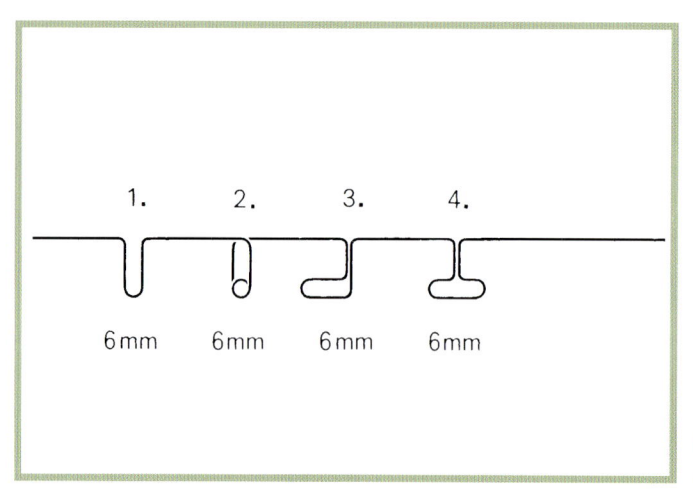

第3章 ベーシックワイヤーベンディング

Check Point 4

1.　2.　3.　4.
6mm　6mm　6mm　6mm

図42　図の上に重ねてループの幅，長さ，高さ，対称性をチェックする．

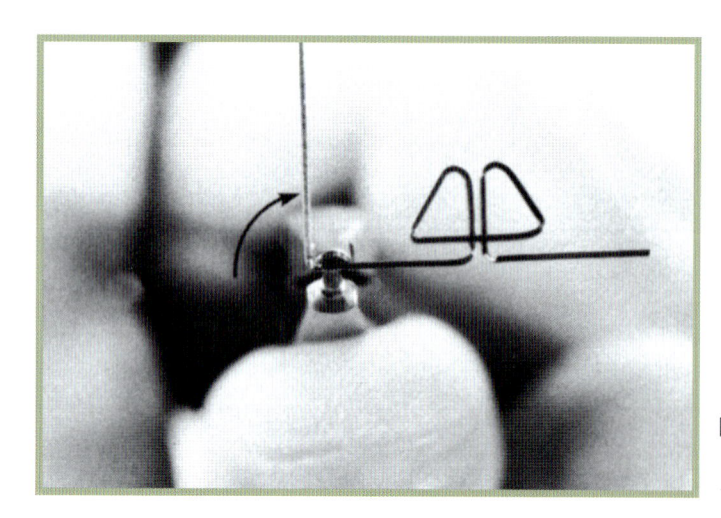

**バーティカル
アプロキシメイティッド
ヘリカル
クロージングループ**

図43　「丸」を手前にしてプライヤーを持ち，90°上に押し曲げて垂直の足をつくる．

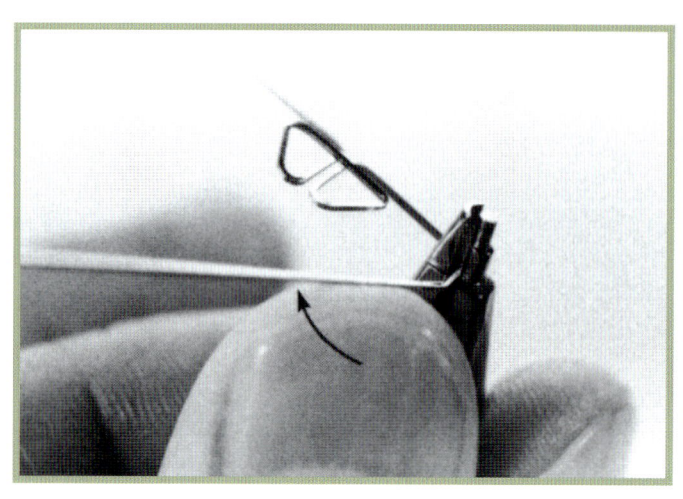

図44　垂直の足を「3mmのライン」に合わせ，30°押し曲げる．

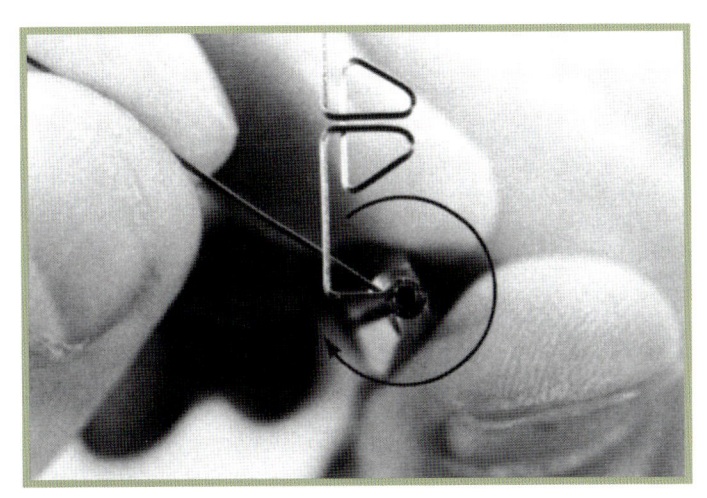

ワイヤーベンディングの実際　第3章

図45　「丸」を中心にして2回転させる．

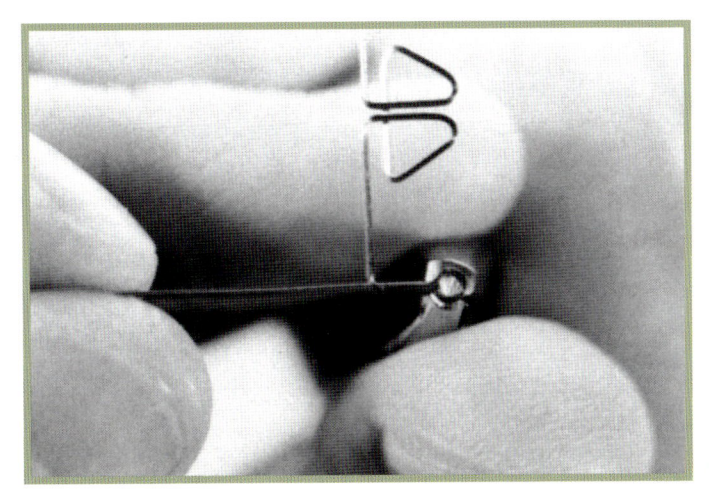

図46　一方の垂直の足に重ねる．

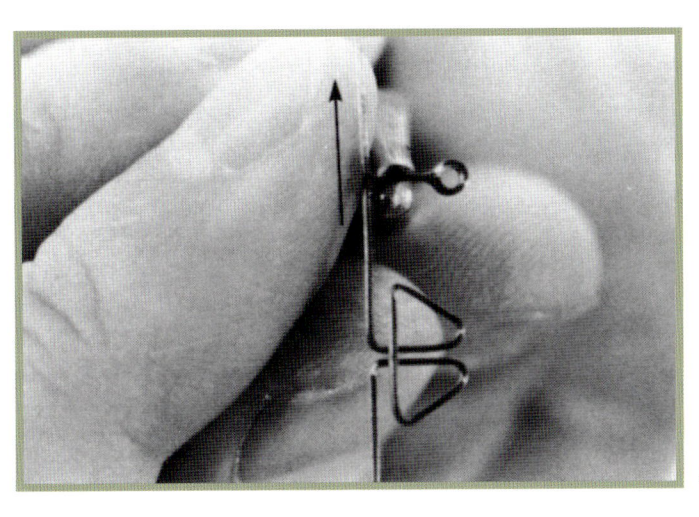

図47　垂直の足を基本線に合わせて一直線にする．

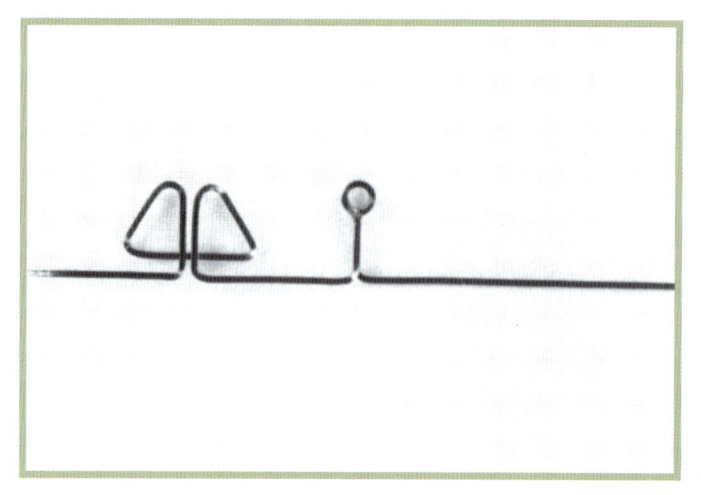

第3章 ベーシックワイヤーベンディング

図48 両方の垂直の足は完全に重なり，基本線は一直線になる．

Check Point 5

6.　7.

6mm　6mm

図49 図の上に重ねてループの高さ，バランスをチェックする．

ヘリカル ループ

図50 「丸」を手前にしてプライヤーを持ち，45°押し曲げる．

28

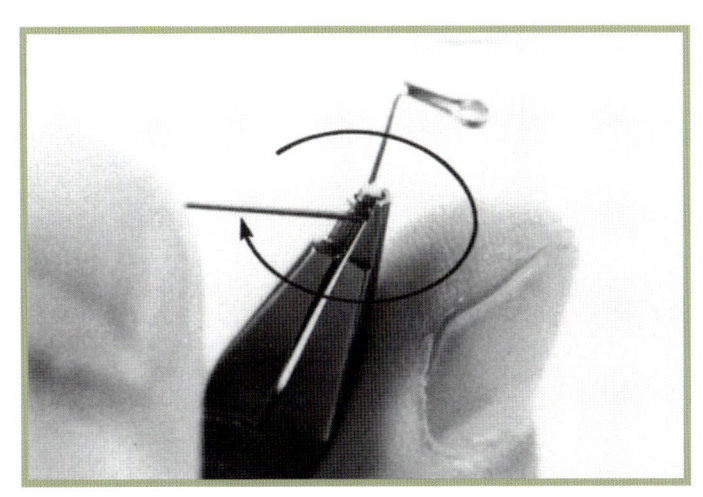

ワイヤーベンディングの実際 　第 3 章

図51 「丸」を中心にして 1 回転半曲げる．

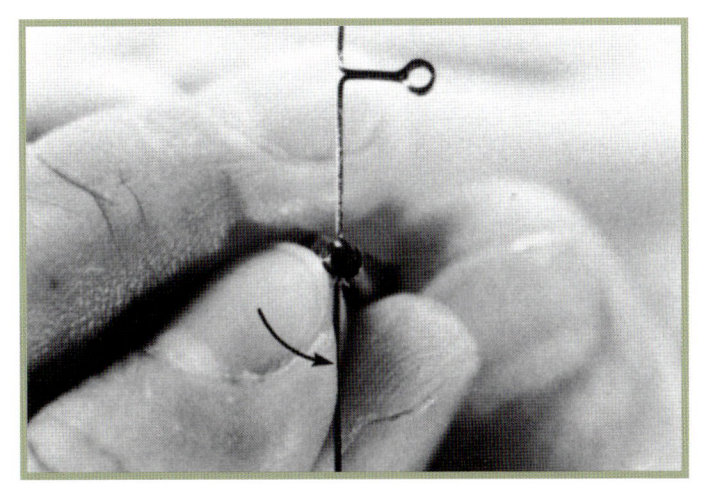

図52 ループの中心に基本線がくるように逆方向に曲げる．

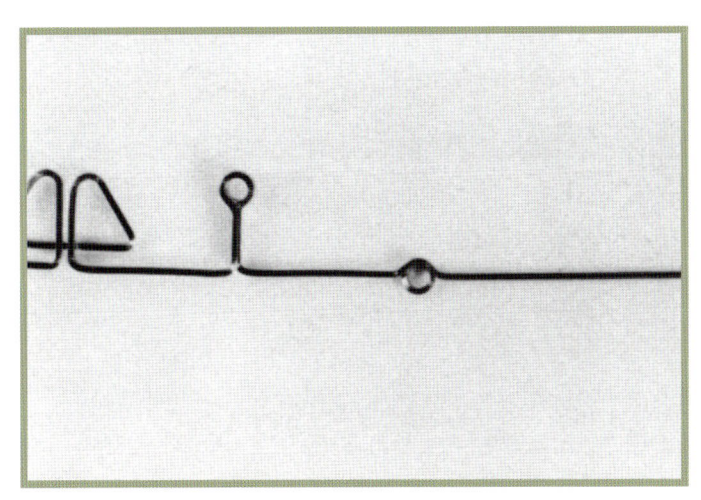

図53 基本線を一直線にする．

29

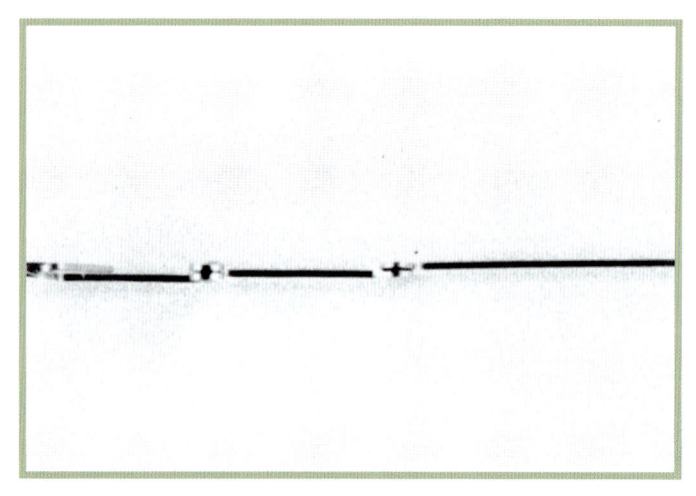

第 3 章　ベーシックワイヤーベンディング

図54　上から見るとループの幅だけずれる.

Check Point 6

図55　図の上に重ねてループの前後の基本線が一直線になっているかをチェックする.

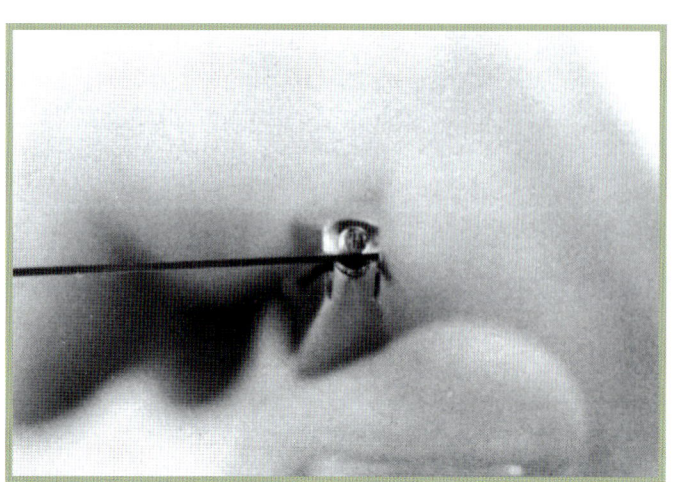

ストレート セクション
左下

図56　「丸」を向う側にしてワイヤーをはさむ.

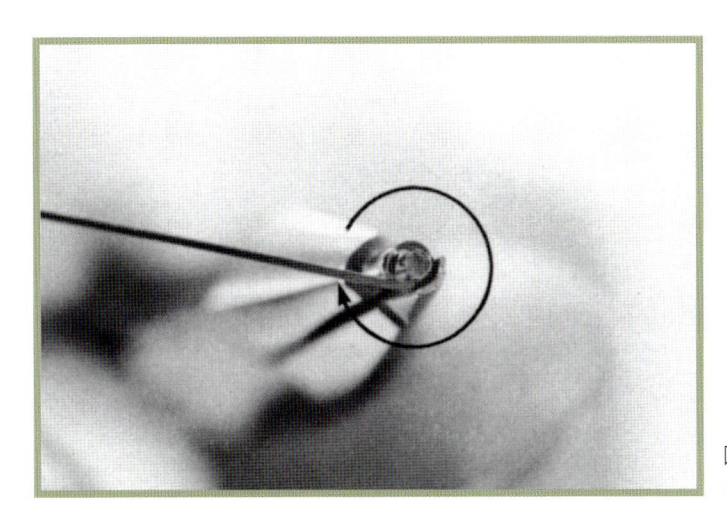

ワイヤーベンディングの実際　第3章

図57　「丸」を中心にして1回転し，ストップループをつくる．

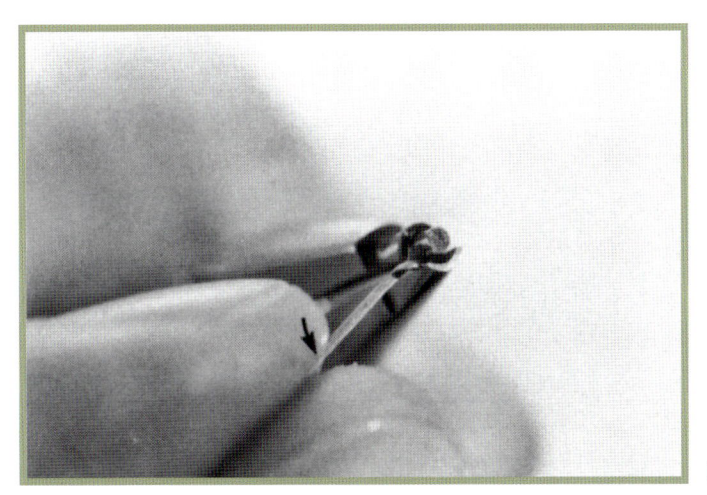

図58　「受け」を使って手前に押し戻す．

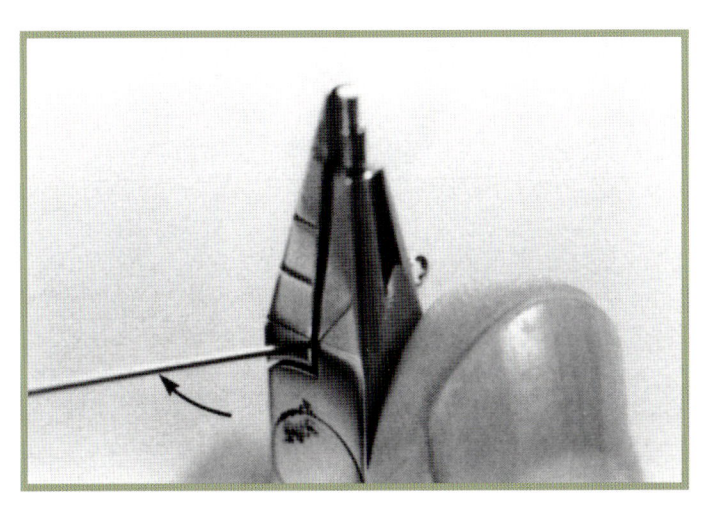

図59　ループより8mmのところで30°押し曲げる．

31

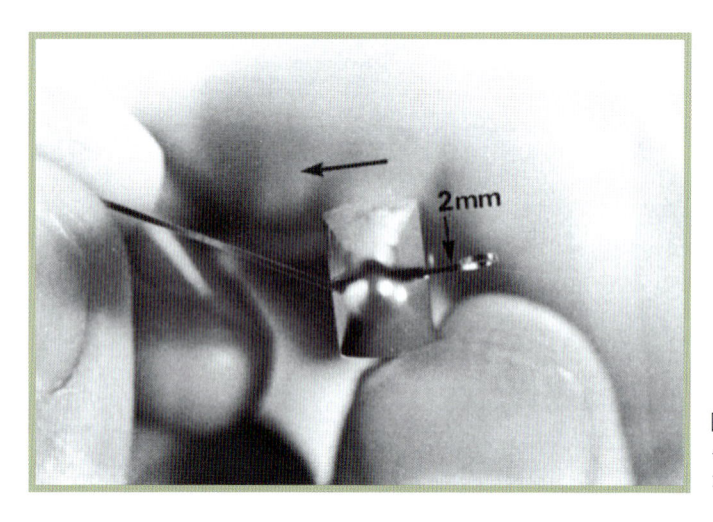

第3章 ベーシックワイヤーベンディング

図60 「6mmのライン」ではさみ，プライヤーを2mm左側にずらすと8mmになる．

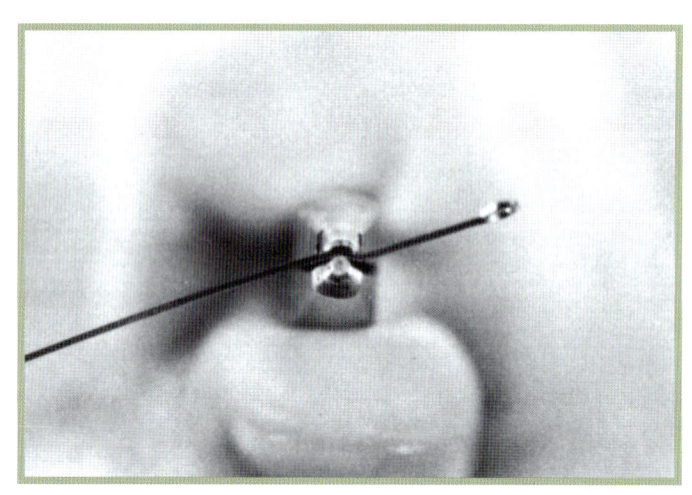

図61 1番目の「丸」ではさみ，小臼歯のオフセットをつくる．

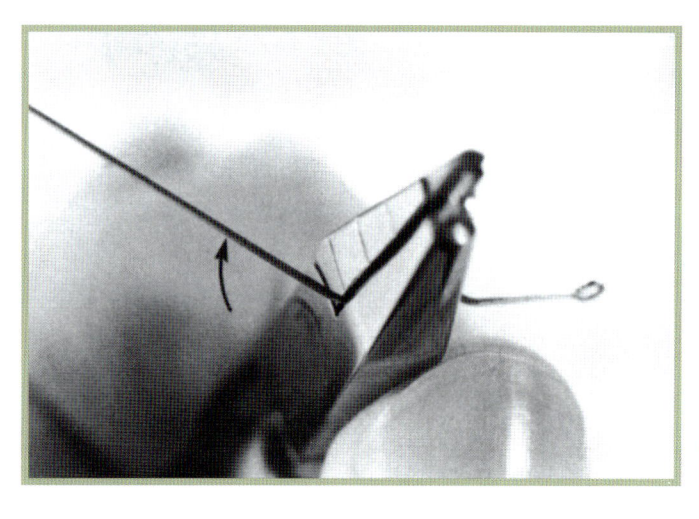

図62 小臼歯のオフセットから8mm左にずらし，30°押し上げる．

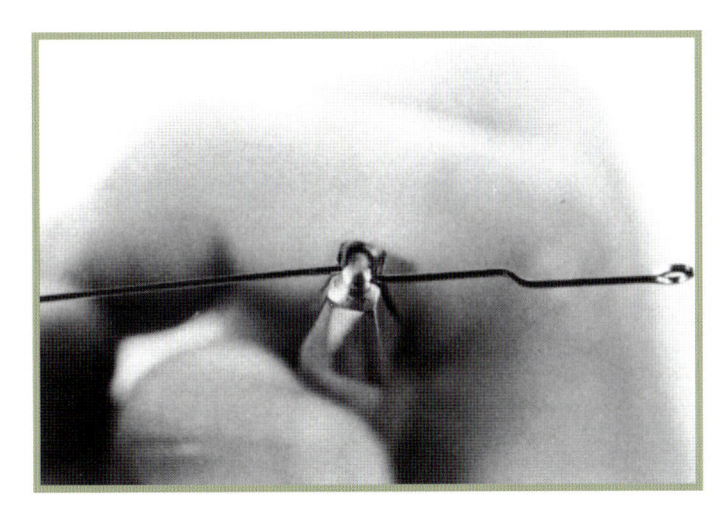

ワイヤーベンディングの実際 第3章

図63 2番目の「丸」を使って大臼歯のオフセットをつくる.

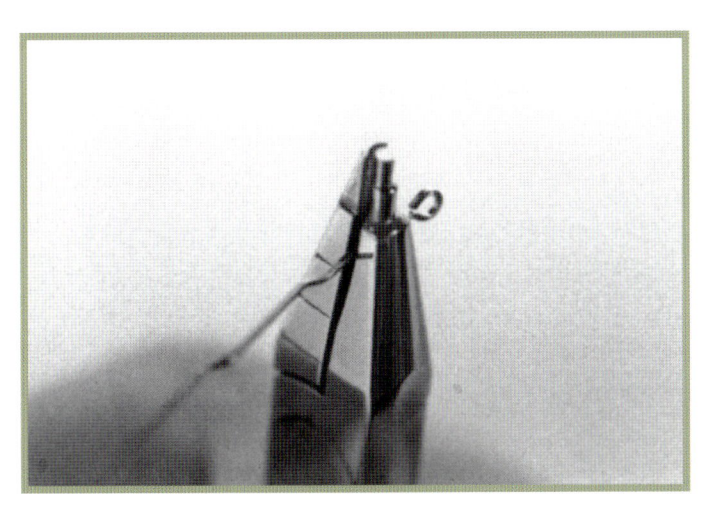

図64 カントゥア ポーションを使って犬歯のカーブをつくる.

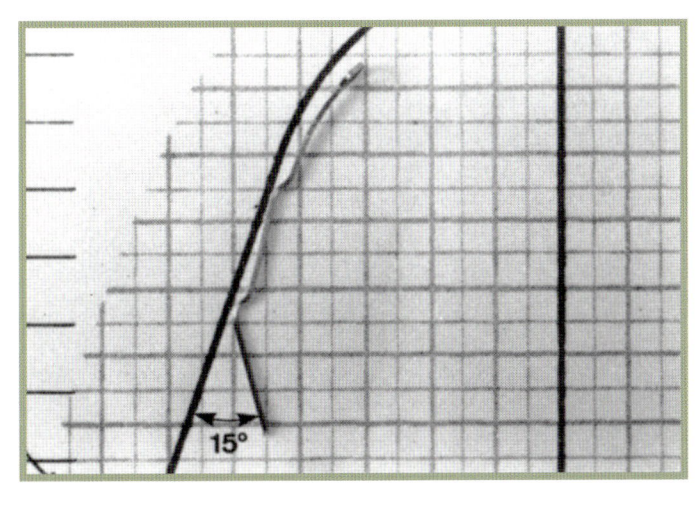

図65 大臼歯には15°のトウインをつける.

33

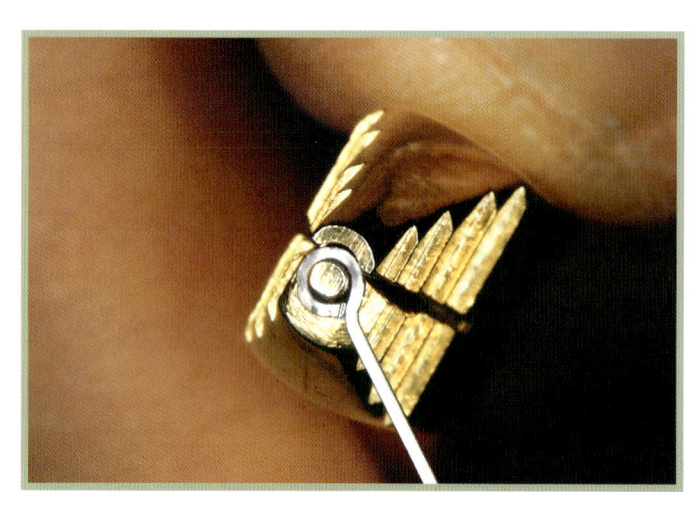

第3章 ベーシックワイヤーベンディング

**リトラクションセクション
左上**

図66 一方の端にストップループをつくる．

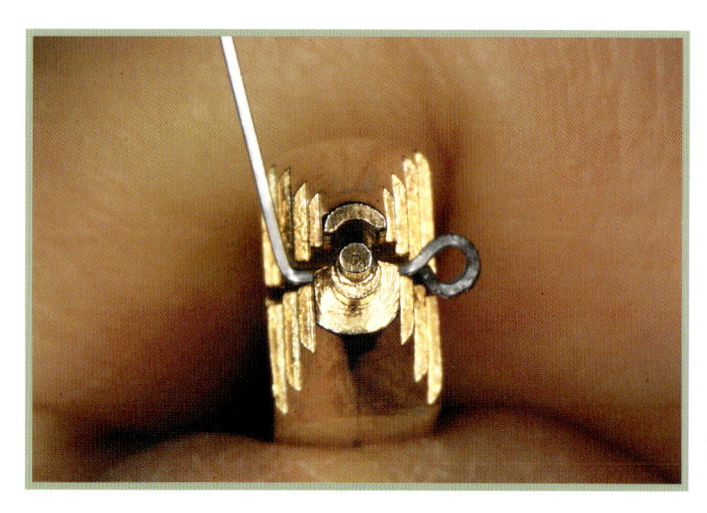

図67 プライヤーの「丸」を手前にして持ち，ワイヤーを90°押し曲げる．

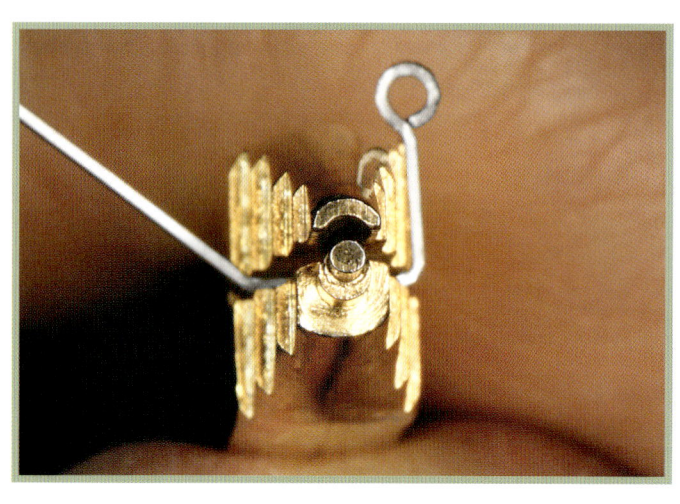

図68 「6 mmのライン」に合わせて30°押し曲げる．

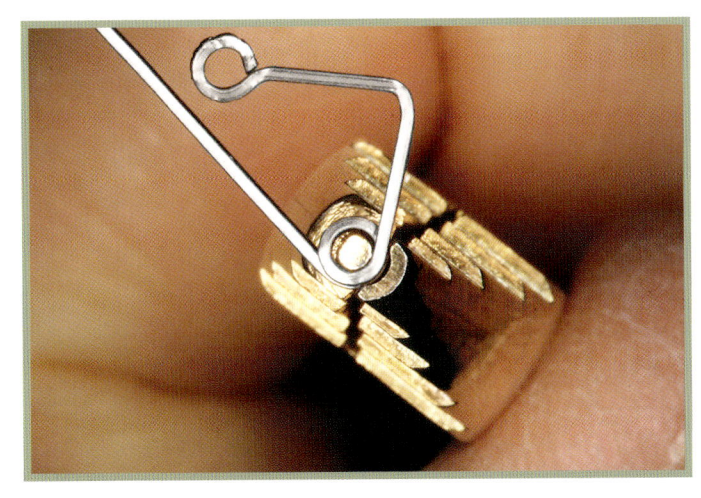

ワイヤーベンディングの実際 第3章

図69 「丸」に沿って1回転半させる．このときループは下方に巻くようにし，トルクが入らないようにする．

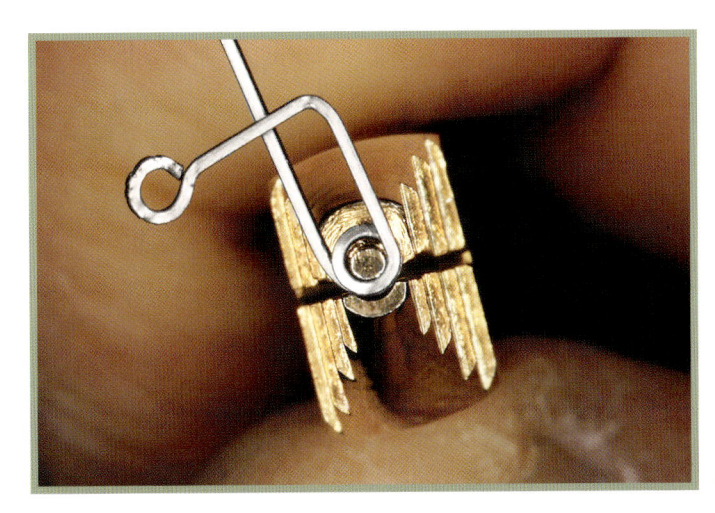

図70 2本の垂直の足が平行になるまで曲げる．

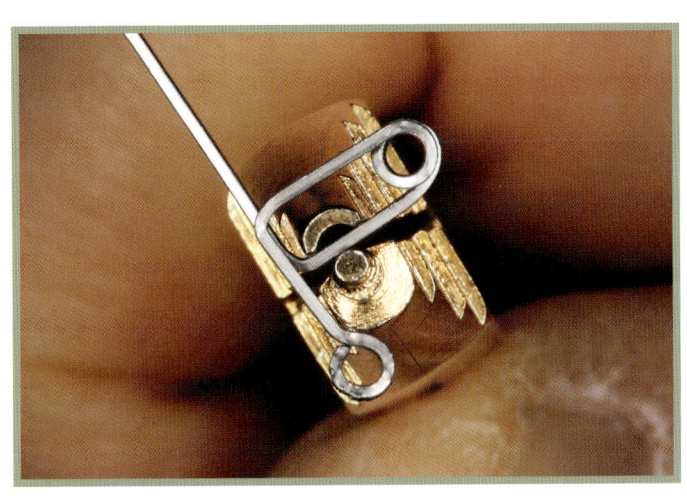

図71 プライヤーの「受け」をワイヤーの幅だけ右へずらして90°押し曲げる．基本線が一直線になる．

35

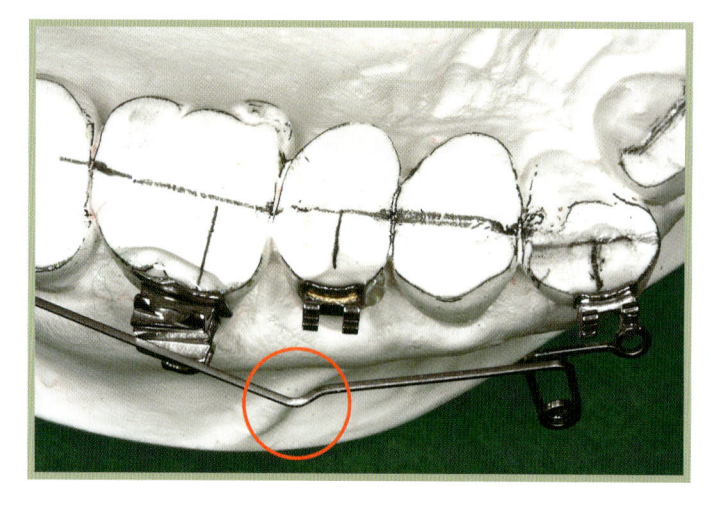

第3章 ベーシックワイヤーベンディング

図72 基本線の上で小臼歯の近心のウイングの上に印をつけ，2段目の丸を使ってベイヨネットベンドを20～30°入れる．ベンドの厚みはカットモデルを参考にする．

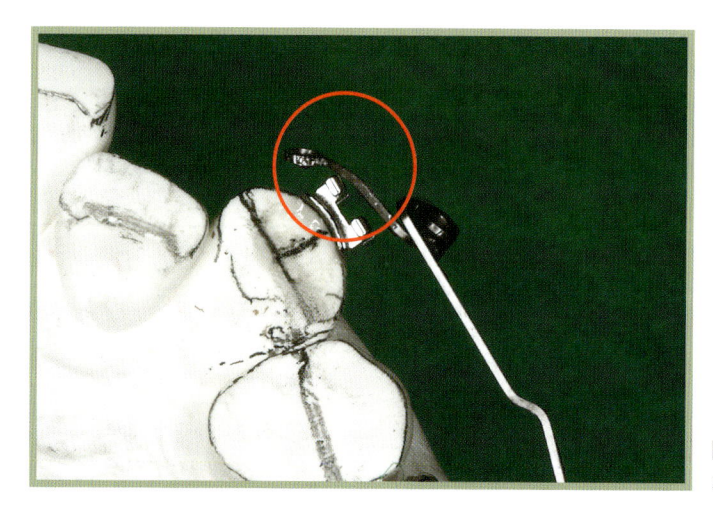

図73 犬歯の最大豊隆部より近心に向かって，ケイナインカーブをつける．

― アンティローテーションベンド
― ゲイブルベンド

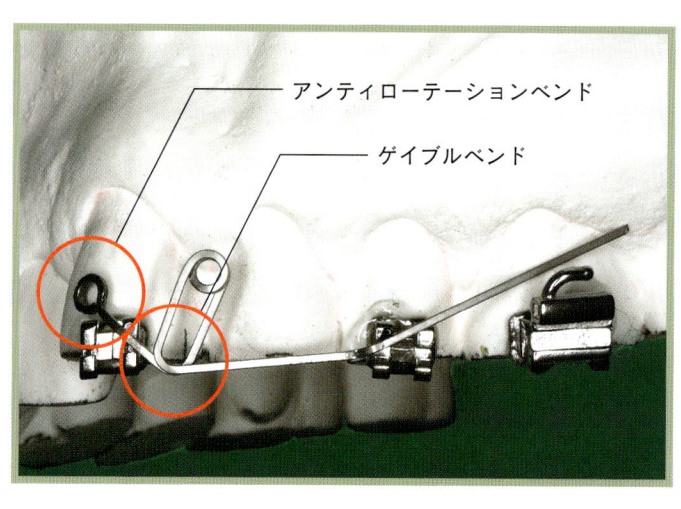

図74 バーティカルループの両方の足を調節し，ゲイブルベンドおよびアンティローテーションベンドを入れる．それぞれの角度は症例により異なるが，それぞれおよそ20～30°にする．

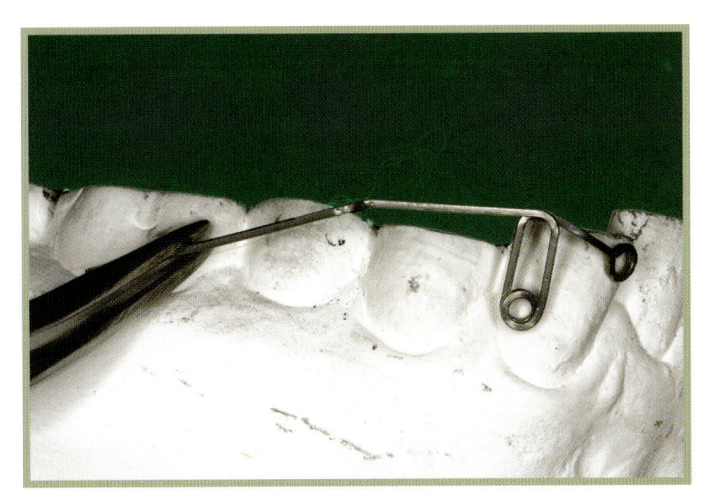

**リトラクションセクション
左下**

図75 左上を参考にして，同様に曲げる．ただし，それぞれのベンドの厚み，角度はＴ１の模型を参考にして設定する．

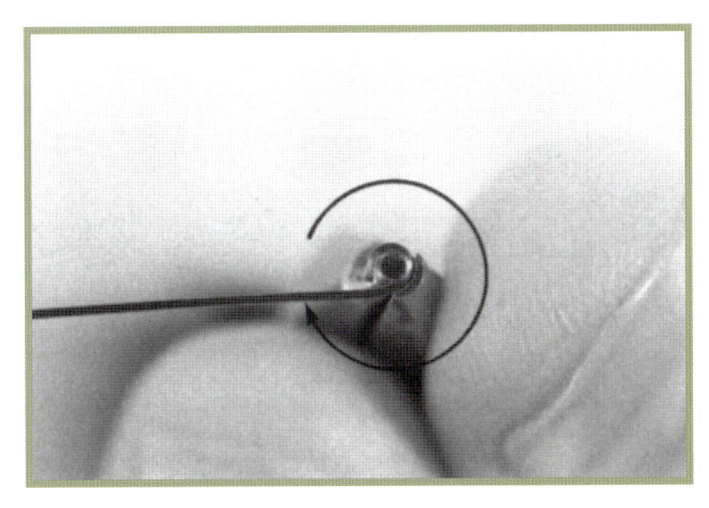

**スタビライジング
ヘリカルセクション
左上**

図76 「丸」を向う側にして1回転させる．

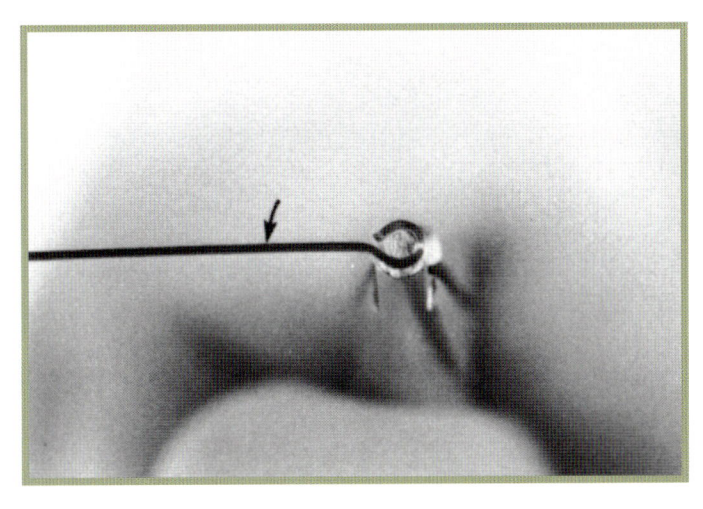

図77 プライヤーはそのまま15°押し戻す．

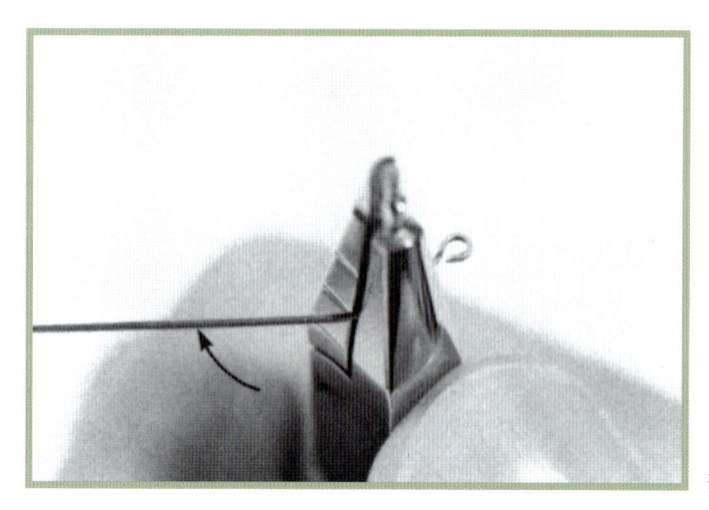

第3章 ベーシックワイヤーベンディング

図78 「8 mmのライン」に合わせて30°押し曲げる．

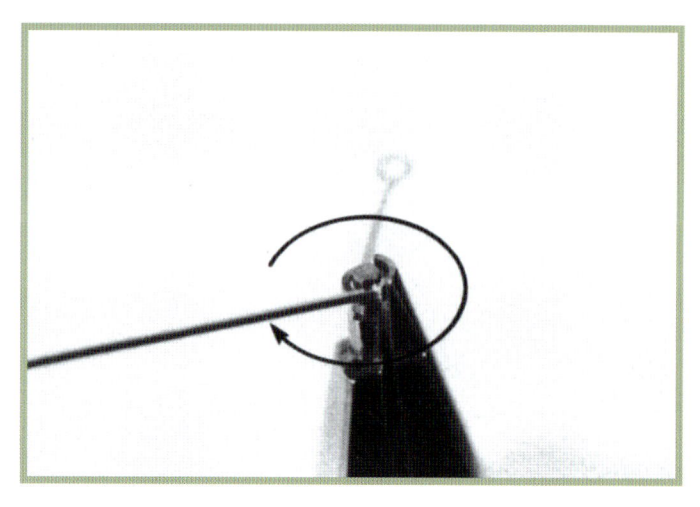

図79 「丸」を向う側にして，トルクが入らないように1回転半曲げる．

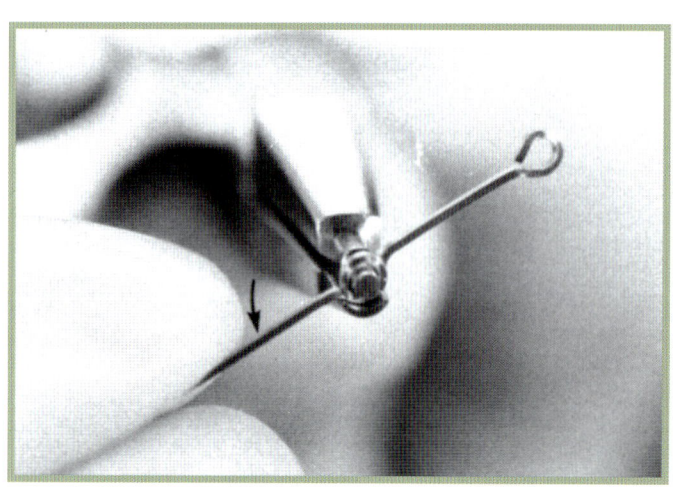

図80 プライヤーはそのままで人差指で30°押し戻し，基本線を一直線にする．

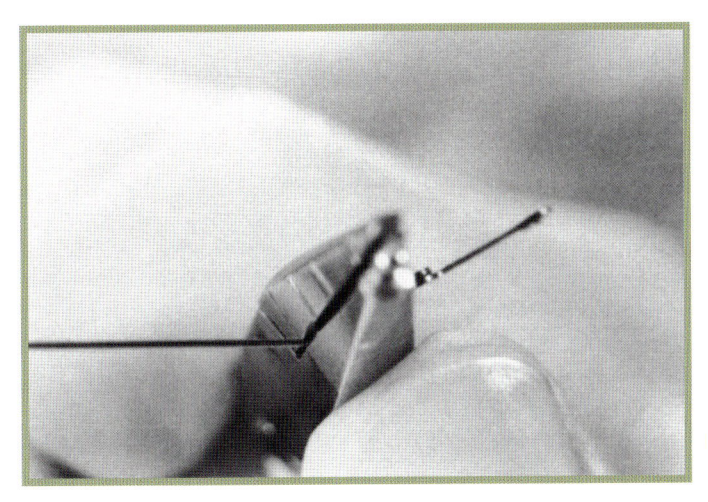

ワイヤーベンディングの実際　第3章

図81　大臼歯のチューブより3mm手前で30°押し曲げる.

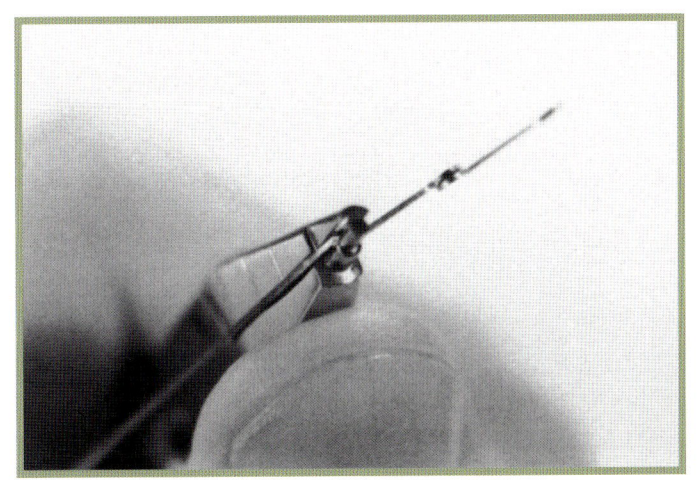

図82　2番目の「丸」を使って大臼歯のオフセットをつくる.

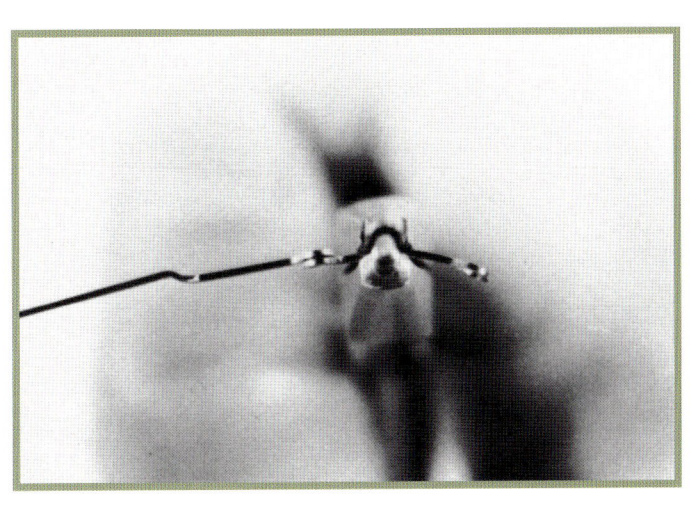

図83　犬歯部のカーブをつける.

39

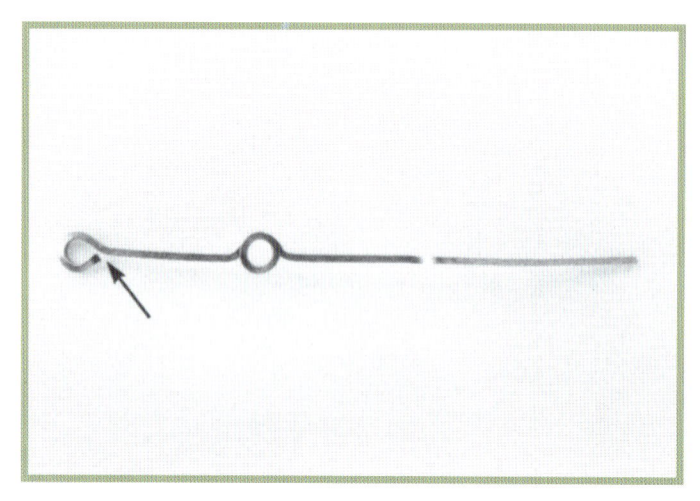

第3章 ベーシックワイヤーベンディング

図84 犬歯の近心のストップループのつなぎ目は歯肉側に向いている．

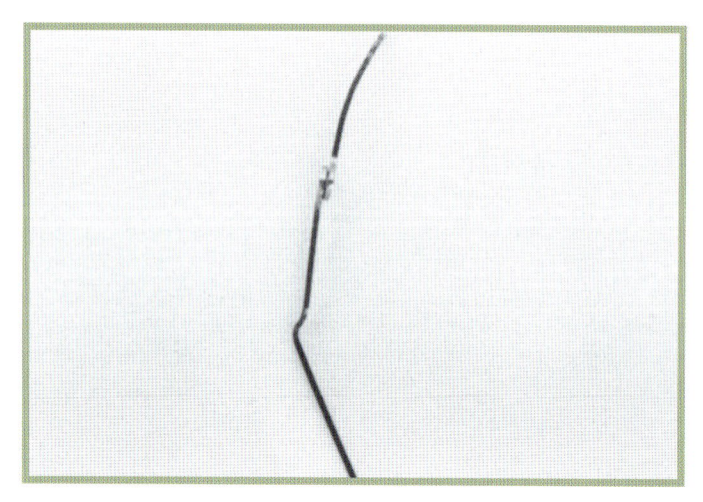

図85 咬合面から見てヘリカルは外側になる．

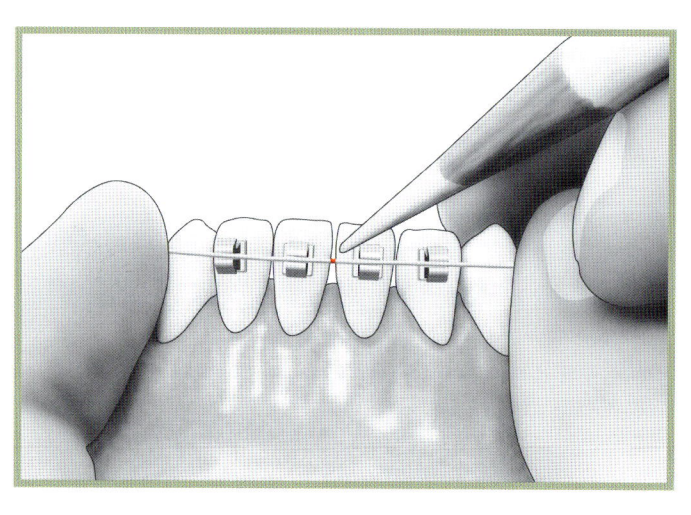

**ロウアー
ユーティリティアーチ**

図86 ワイヤーの中心の赤い印と中切歯の中心を合わせる．

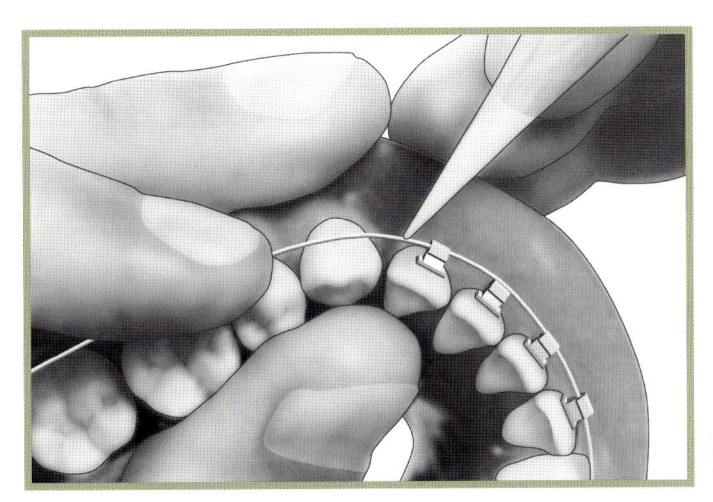

ワイヤーベンディングの実際　第3章

図87　左側側切歯のブラケットから1.5mmのところに印をつける．

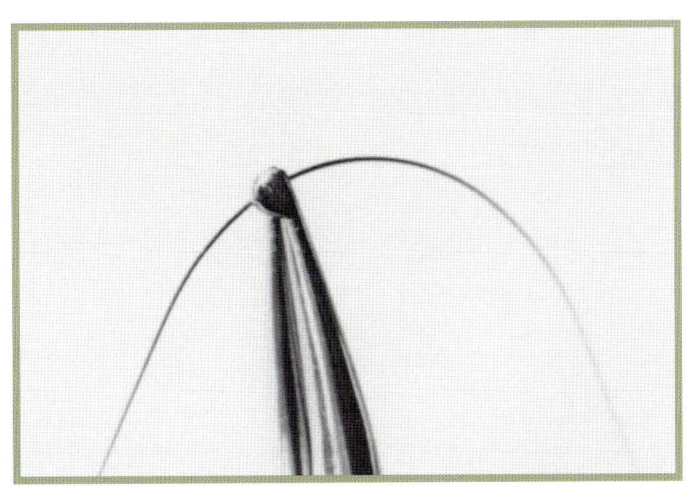

図88　ハオのプライヤーで印の近心をはさむ．

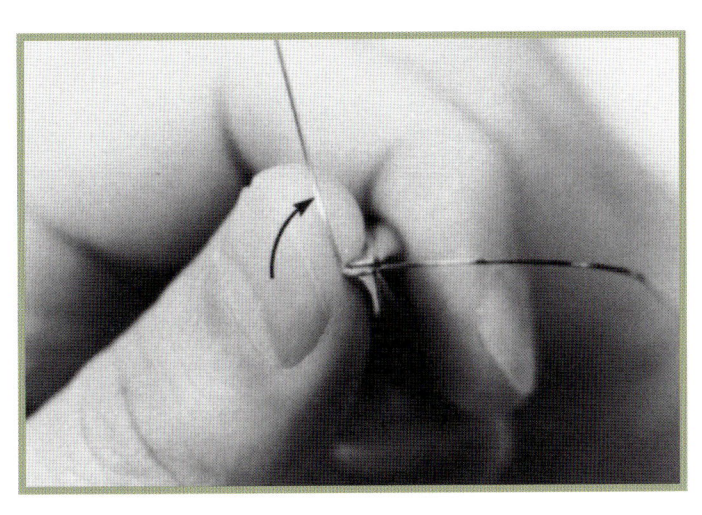

図89　75°押し曲げる．

41

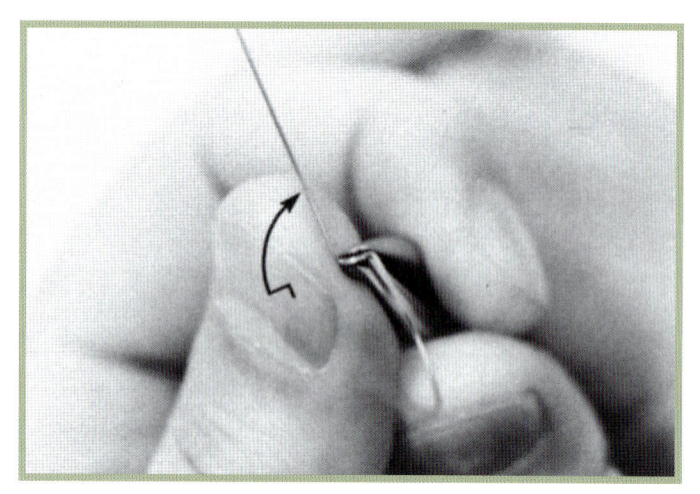

第3章 ベーシックワイヤーベンディング

図90 ハオの先と同じ幅でステップをつくる．

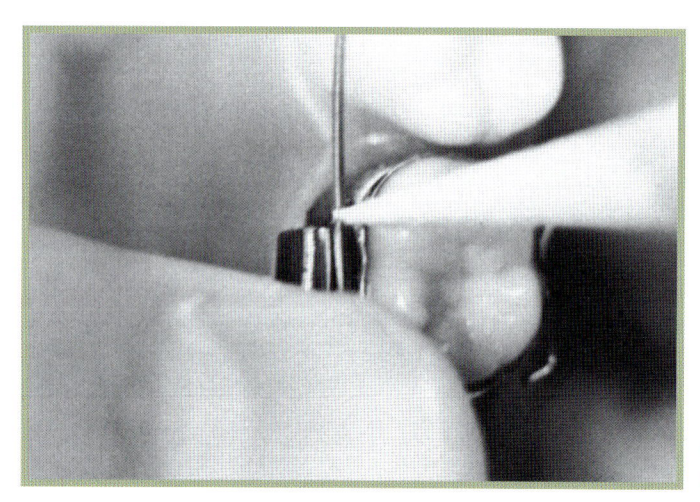

図91 バッカルチューブの近心に印をつける．

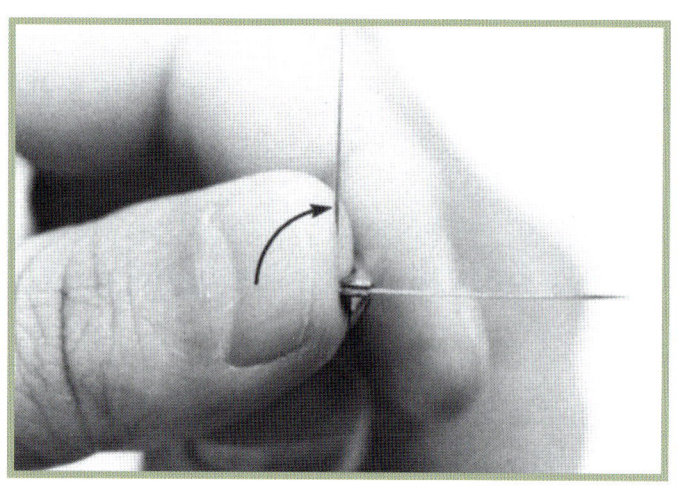

図92 90°押し曲げる．

42

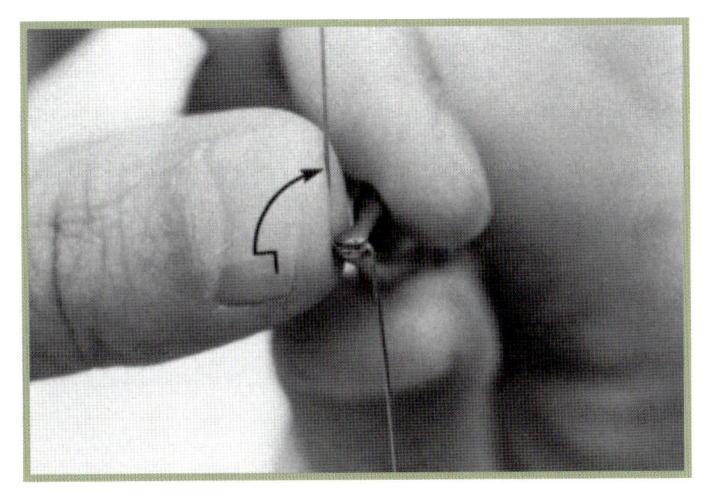

ワイヤーベンディングの実際 第3章

図93 ハオの先と同じ幅で遠心へ90°押し曲げて，バッカル ブリッジと平行にする．

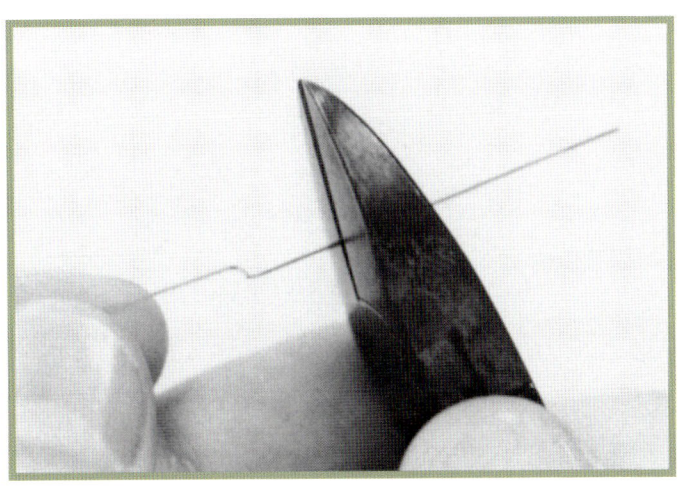

図94 垂直の足から9mmのところで切る．

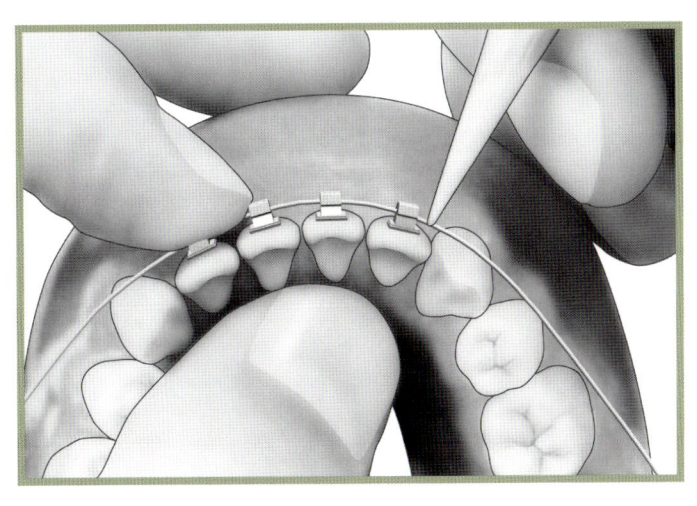

図95 右側側切歯のブラケットから1.5mm遠心に印をつける．

43

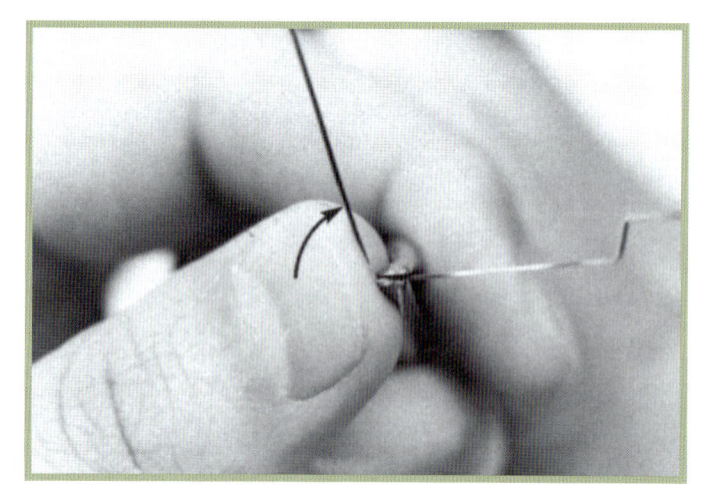

第3章 ベーシックワイヤーベンディング

図96 ハオの先ではさみ，75°押し曲げる．

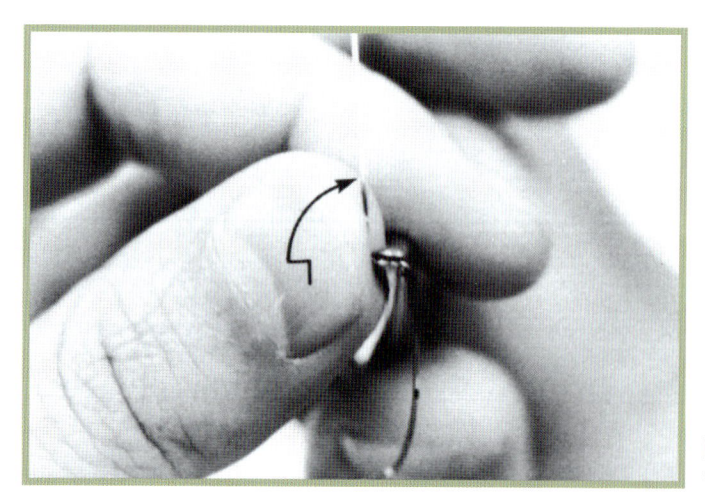

図97 前歯部のバーティカル ステップをつくる．

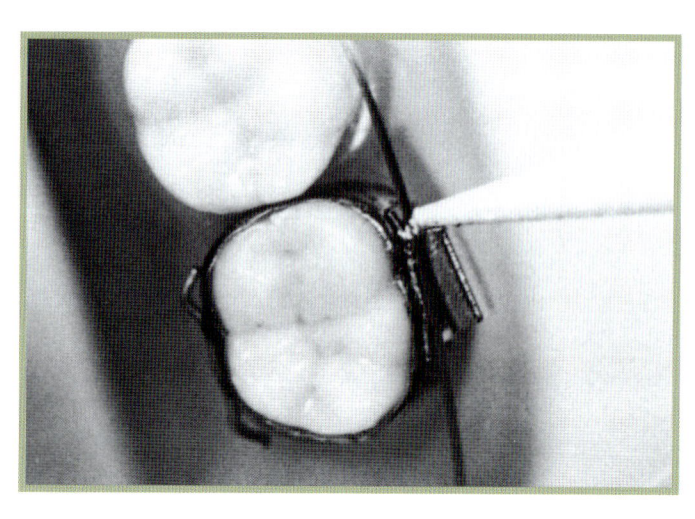

図98 バッカル チューブの近心に印をつける．

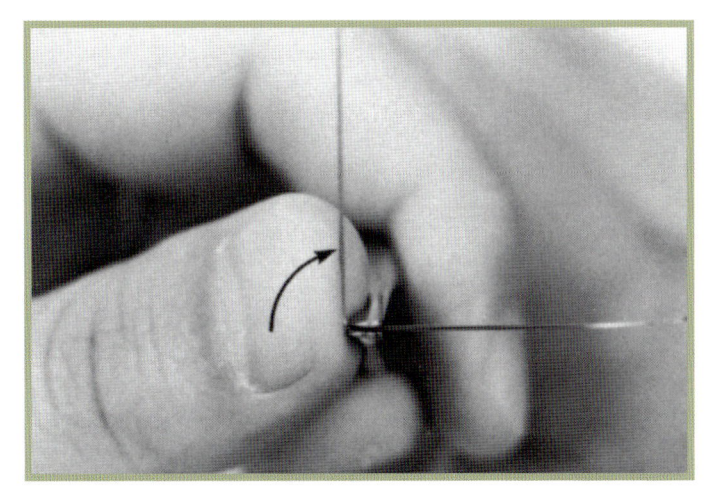

ワイヤーベンディングの実際 　第3章

図99　ハオの先と同じ幅でポステリオール バーティカル ステップをつくる．

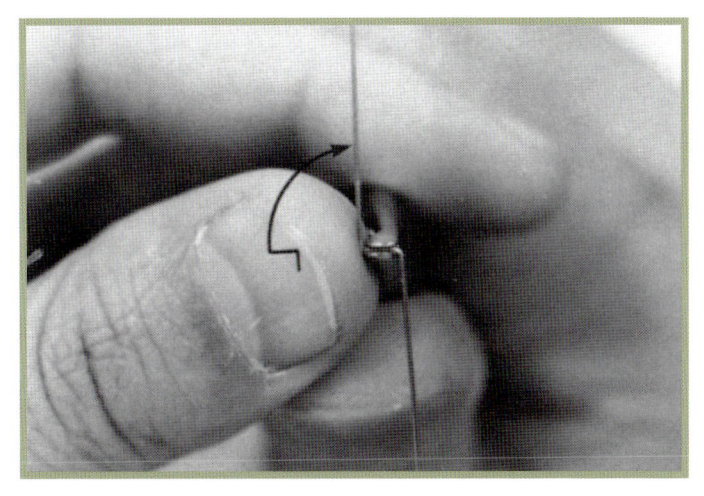

図100　90°遠心に押し曲げてバッカル ブリッジと平行にする．

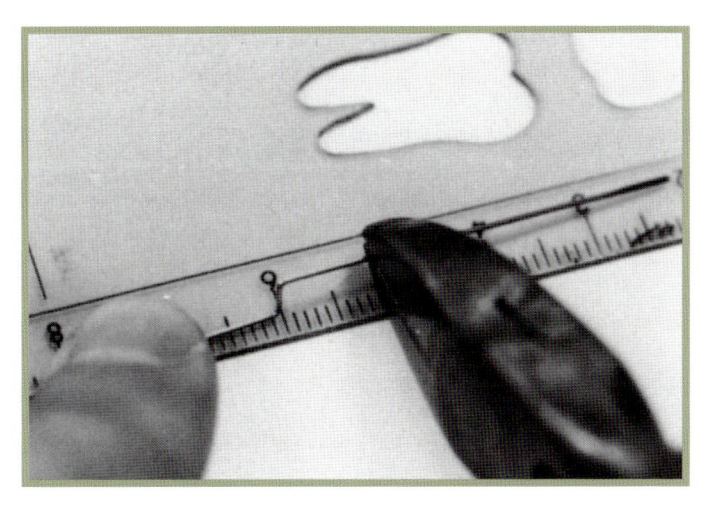

図101　バーティカル ステップから9 mmのところで切る．

45

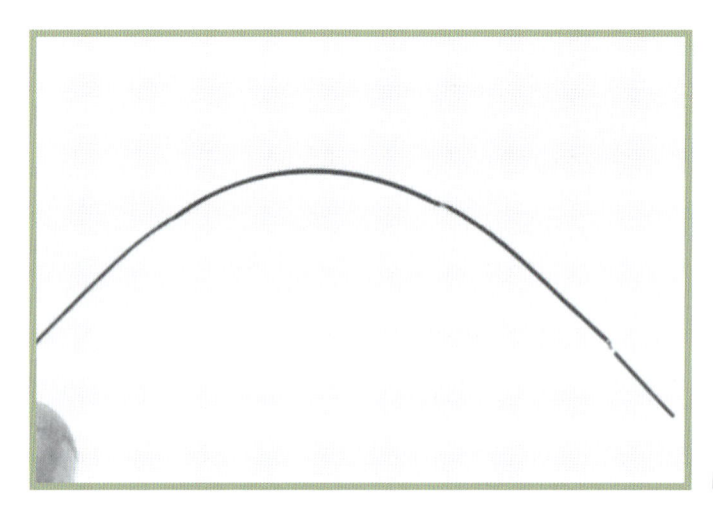

図102 対称性をチェックする．

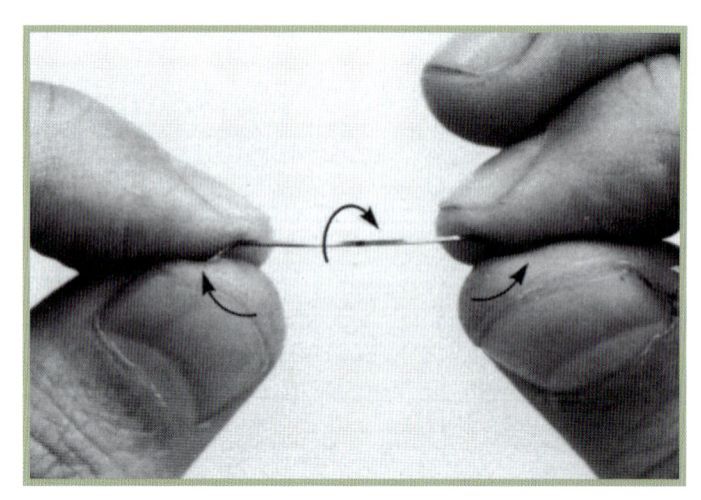

図103 前歯部にリンガル クラウン トルクをつける．同時にバッカル ブリッジを頬側に張り出す．

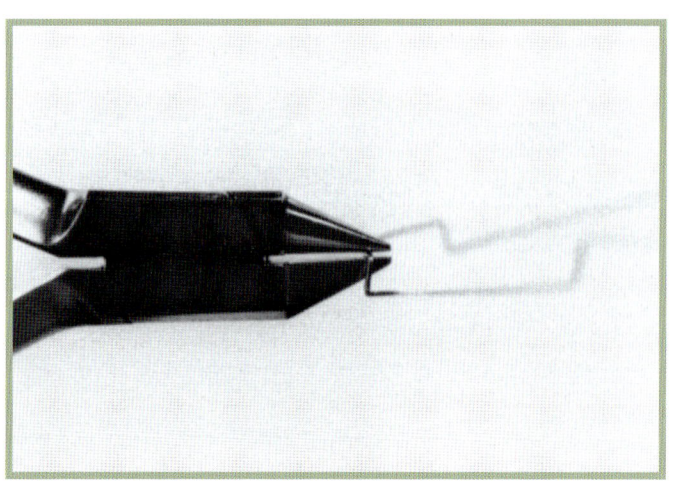

図104 トルクの程度をチェックする．

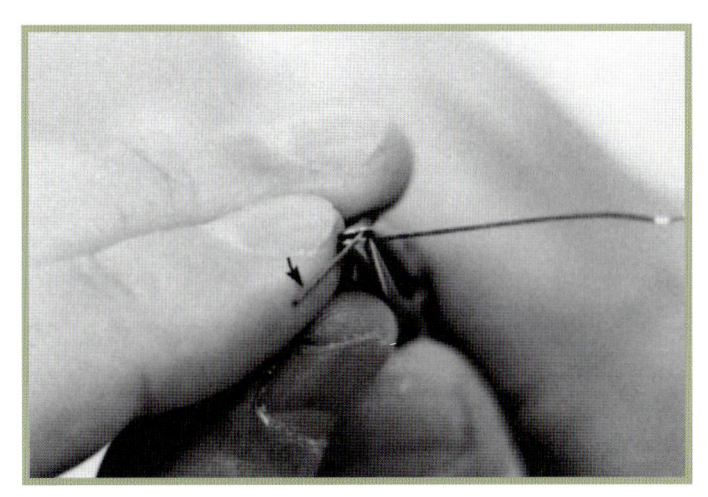

ワイヤーベンディングの実際 第3章

図105 左側のディスタル レッグに30°のトウインをつける.

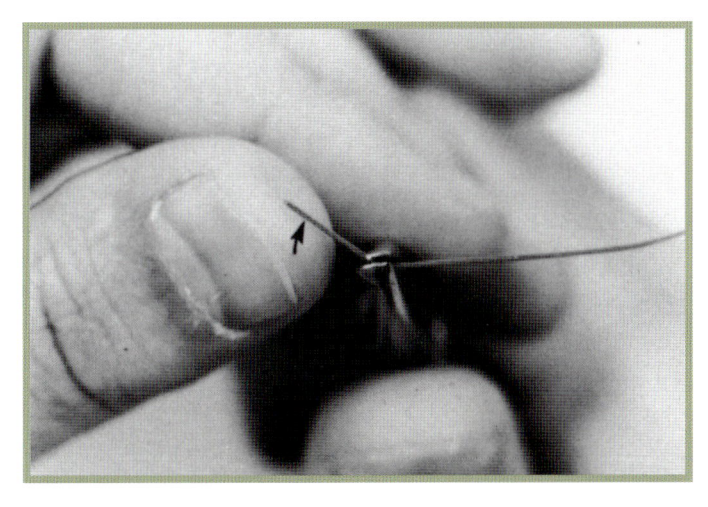

図106 右側のディスタル レッグにも同様に30°のトウインをつける.

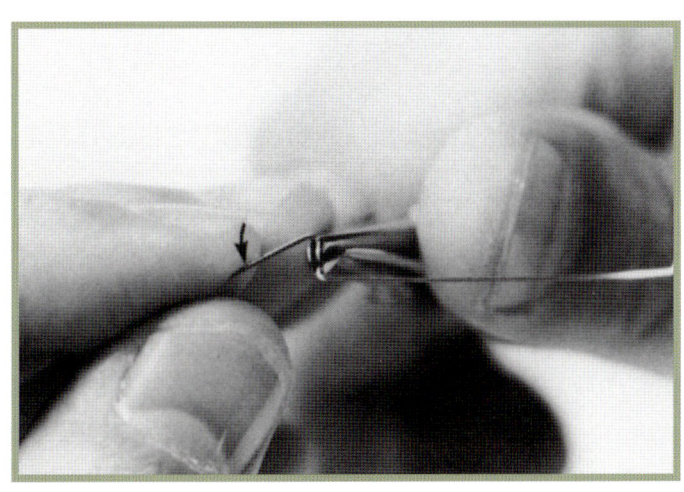

図107 30°のティップバックをつける.

47

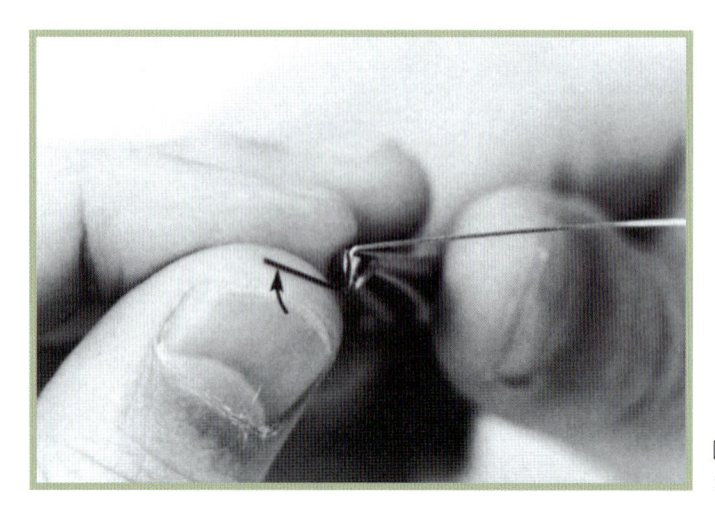

第3章 ベーシックワイヤーベンディング

図108 もう片方も同様にティップバックをつける．

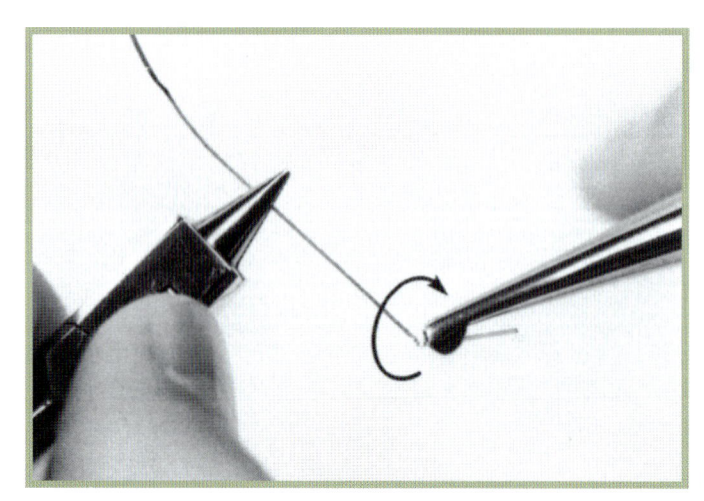

図109 必要に応じてトルクを強くする．

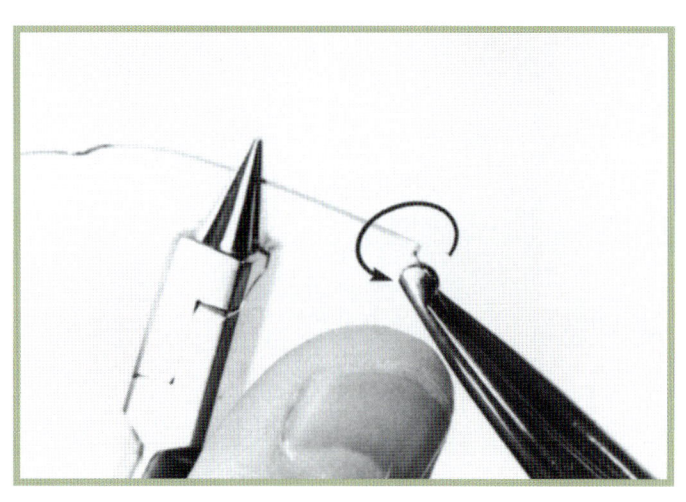

図110 左右均等にトルクを入れる．

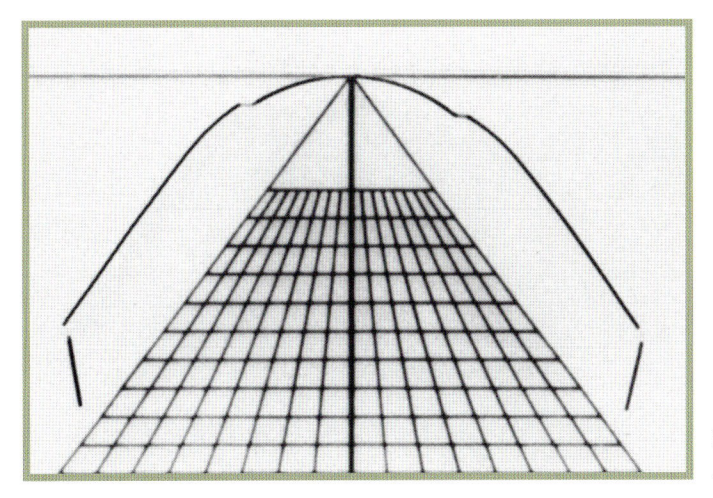

ワイヤーベンディングの実際　第3章

図111　前歯部のカーブを強くし，ディスタルレッグを拡大する．

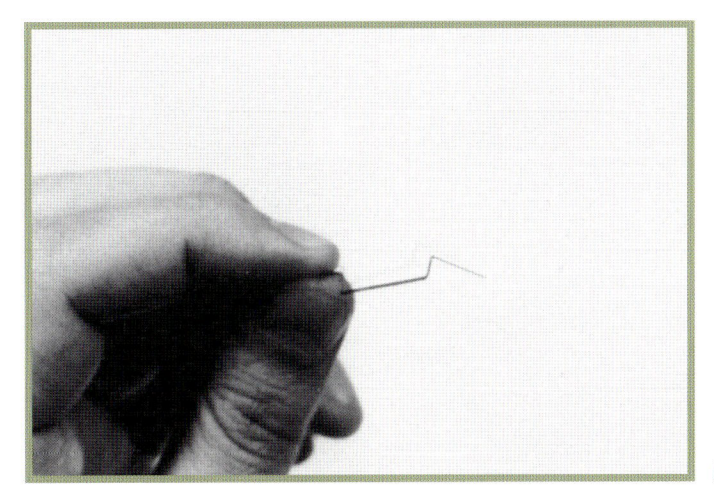

図112　平行性をチェックする．

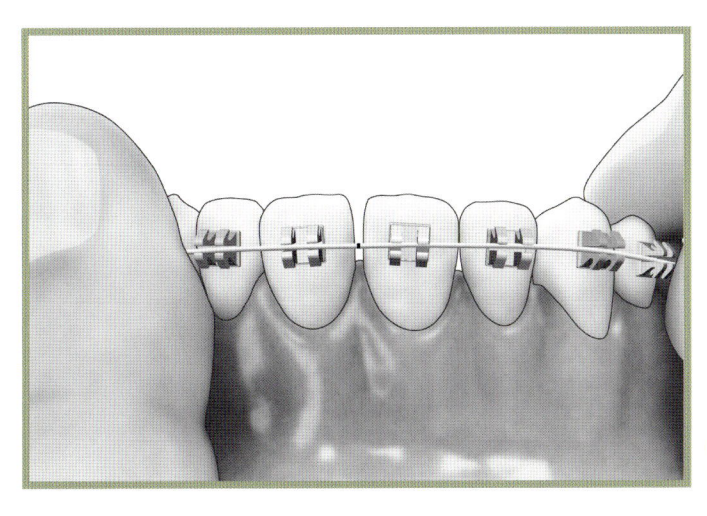

**マキシラリー
クロージング
ユーティリティアーチ**

図113　ワイヤーの中心の黒い印を両中切歯のコンタクトポイントに合わせる．

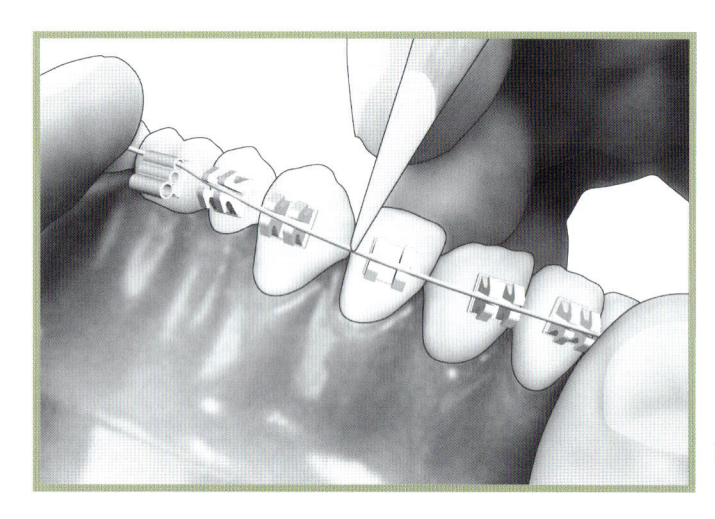

第3章 ベーシックワイヤーベンディング

図114 左側切歯のブラケットの遠心より2mmのところに印をつける．

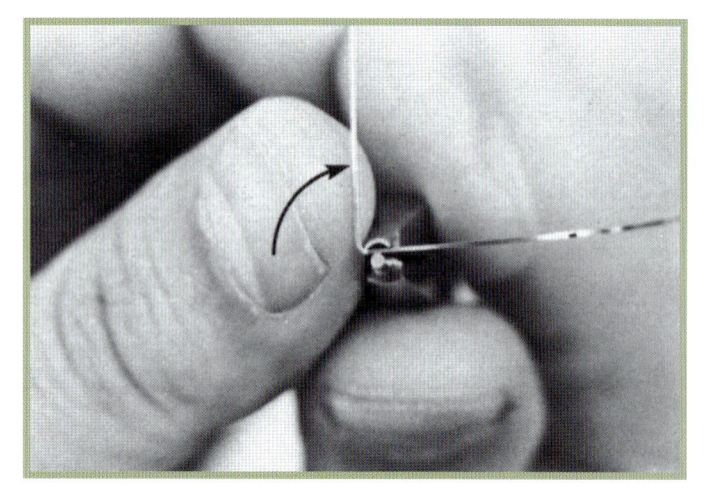

図115 「丸」を手前にして90°押し曲げる．

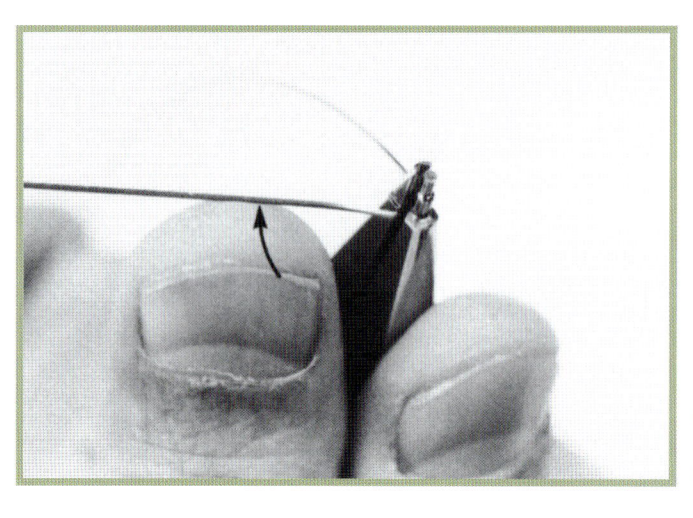

図116 「3mmのライン」に合わせて近心方向に30°押し曲げる．口腔内の状態に合わせて4mmでもかまわない．

50

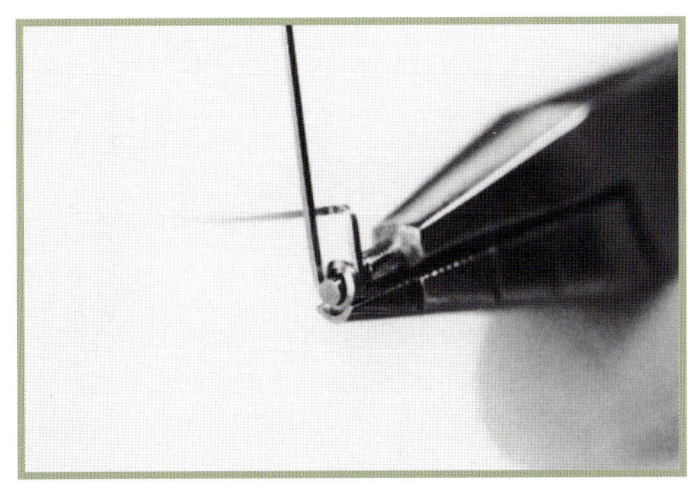

ワイヤーベンディングの実際　第3章

図117 「丸」を中心にして近心方向に1回転半のループをつくる．

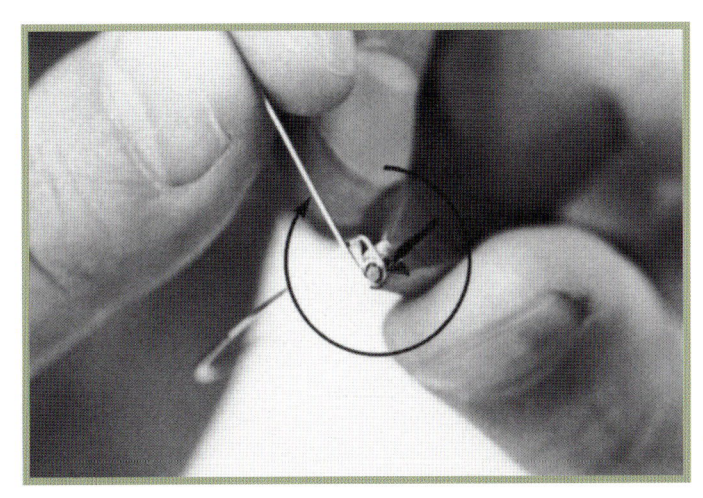

図118 ループは前歯部のワイヤーの外側にくる．

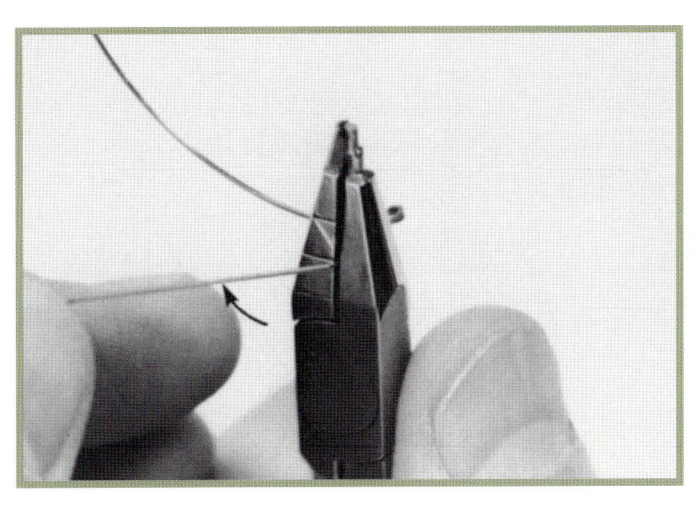

図119 「5 mmのライン」に合わせて，垂直の足を近心方向に30°押し曲げる．

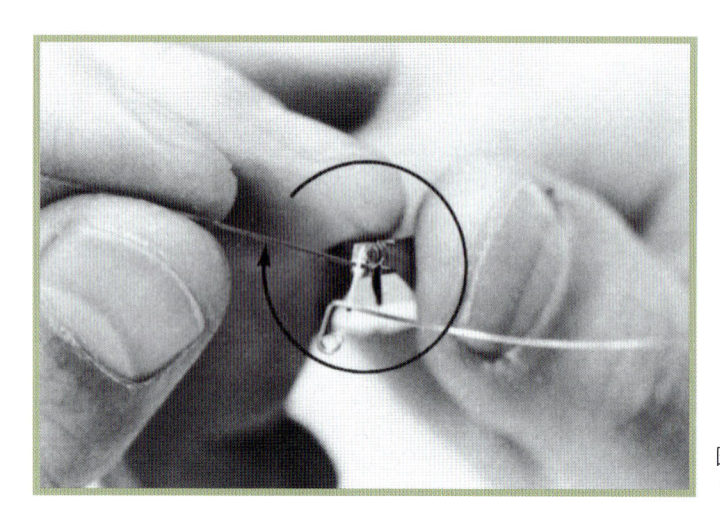

第3章 ベーシックワイヤーベンディング

図120 「丸」を中心にして，近心方向に1回転のループをつくる．

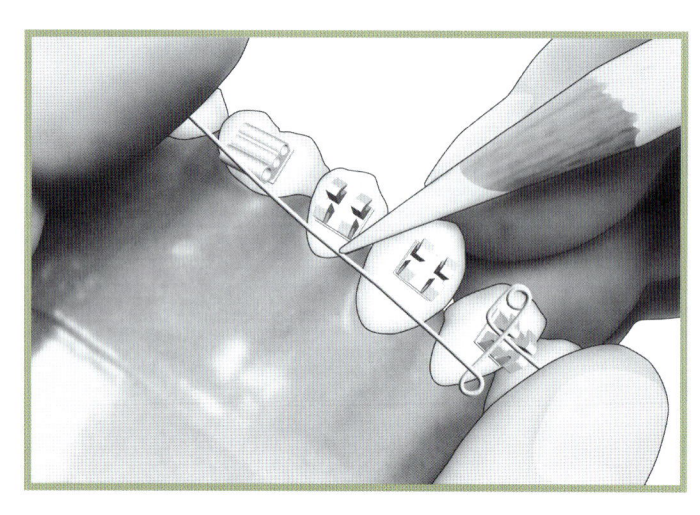

図121 小臼歯のブラケットの近心のウィング部で印をつける．

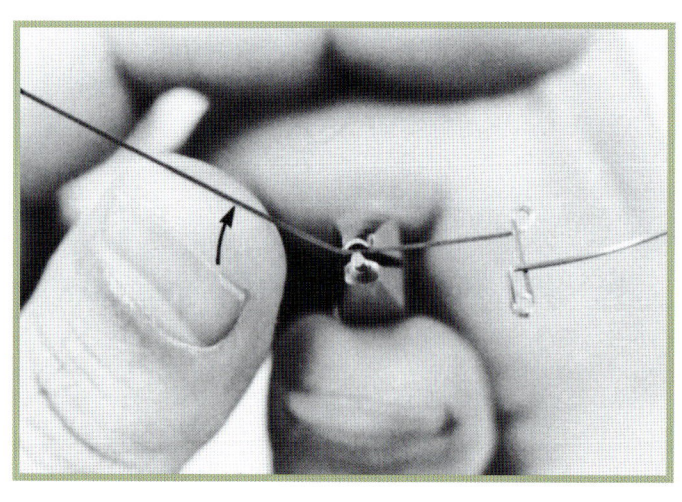

図122 印の近心に「受け」を当てて，30°押し上げる．

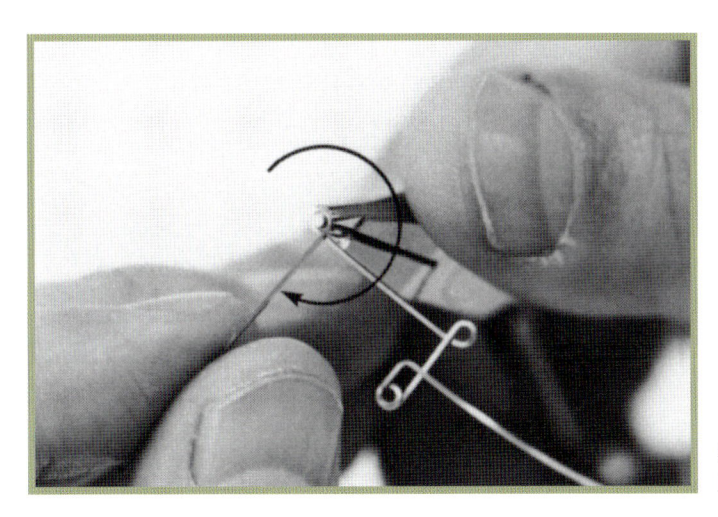

ワイヤーベンディングの実際 第3章

図123 「丸」を中心にして遠心方向に1回転ループをつくる．

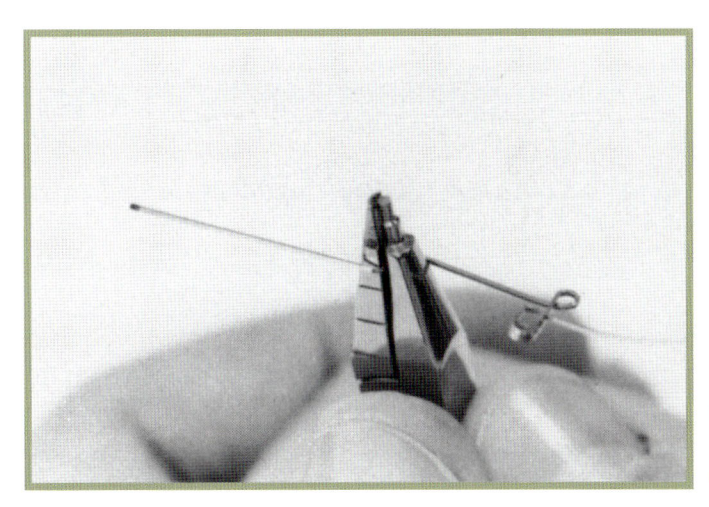

図124 「3.5mmのライン」に合わせてバーティカルステップを90°遠心に押し曲げる．

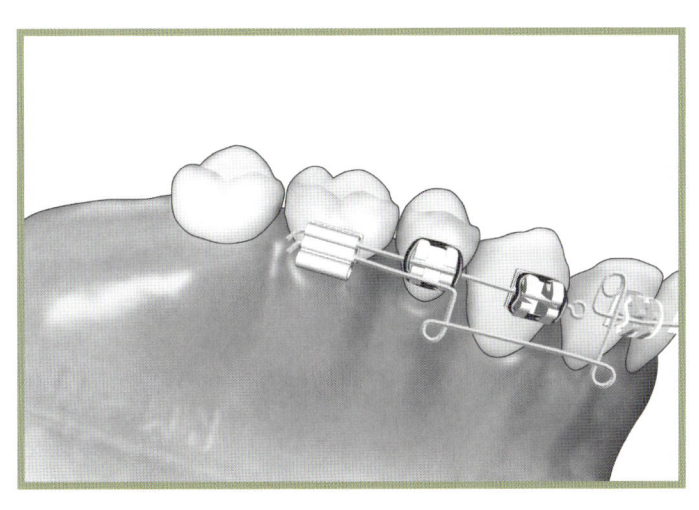

図125 バッカルチューブの遠心から3mm残して切る．

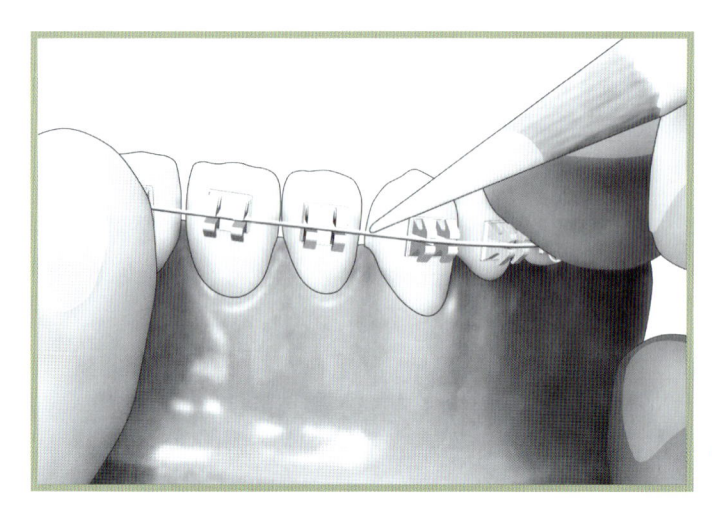

第3章 ベーシックワイヤーベンディング

図126 右側切歯のブラケットの遠心より2mmのところに印をつける．

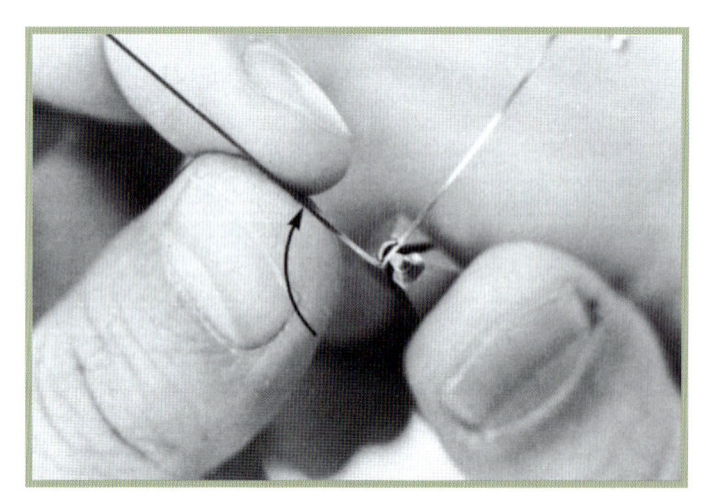

図127 印に「受け」を当てて90°押し上げる．

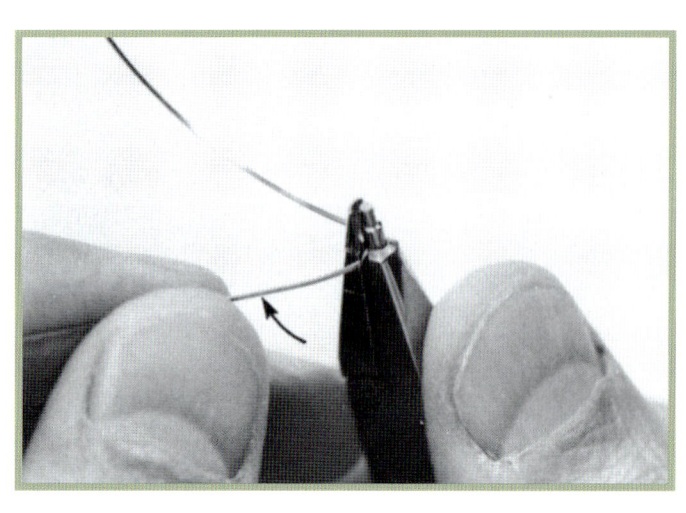

図128 「3mmのライン」に合わせて近心方向に30°押し上げる．

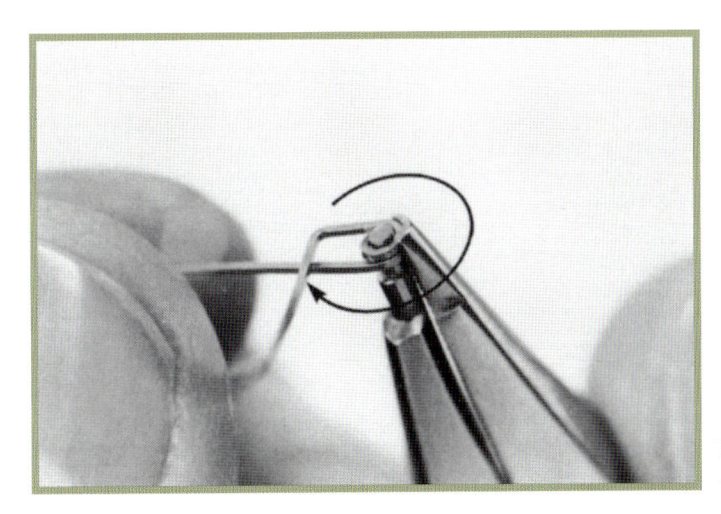

ワイヤーベンディングの実際 　第3章

図129 「丸」を中心に1回転半のループを近心につくる．

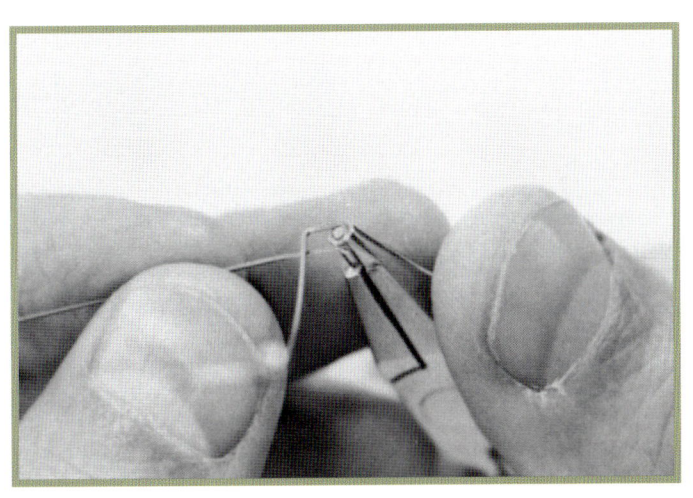

図130 ループは前歯部のワイヤーより外側にくる．

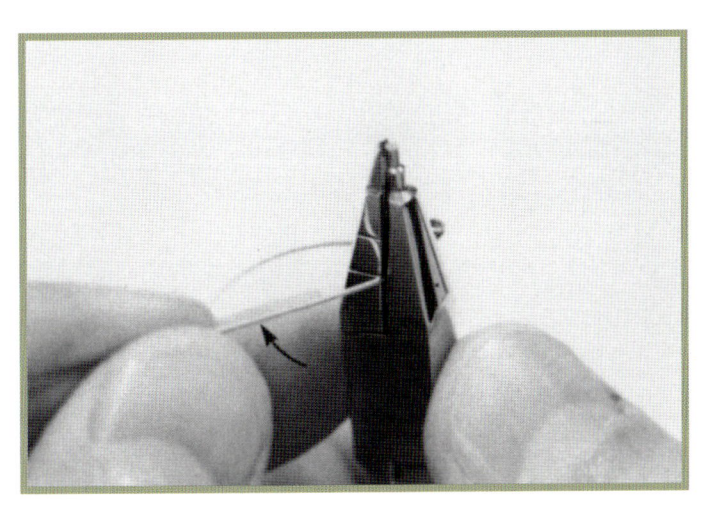

図131 「5 mmのライン」に合わせて近心方向に30°押し曲げる．

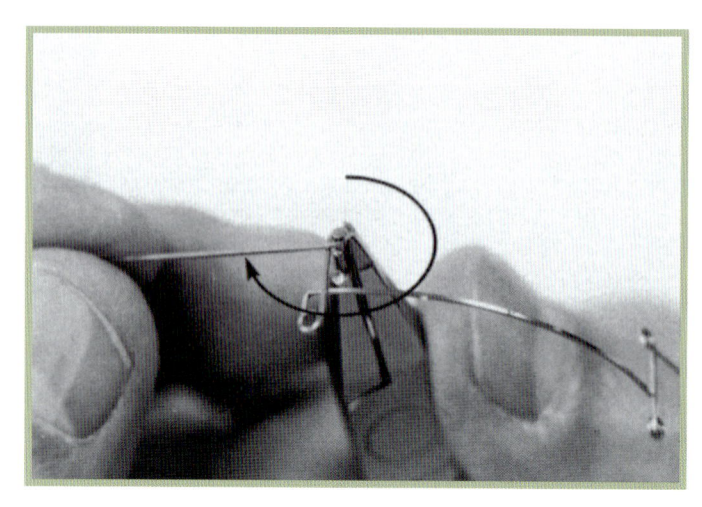

第 3 章 ベーシックワイヤーベンディング

図132 「丸」を中心にして近心方向に1回転ループをつくる.

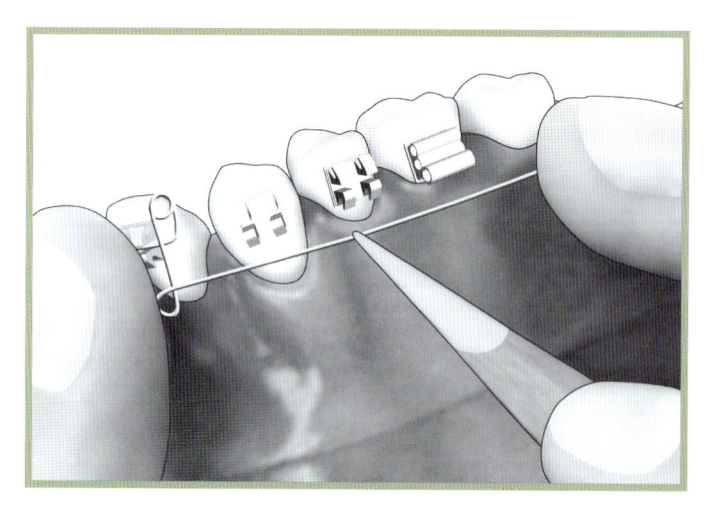

図133 小臼歯のブラケットの近心のウイングの上で印をつける.

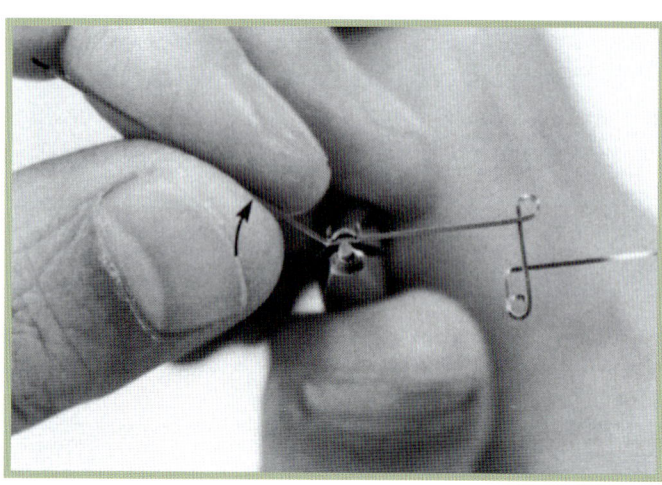

図134 印に「受け」を当てて30°押し上げる.

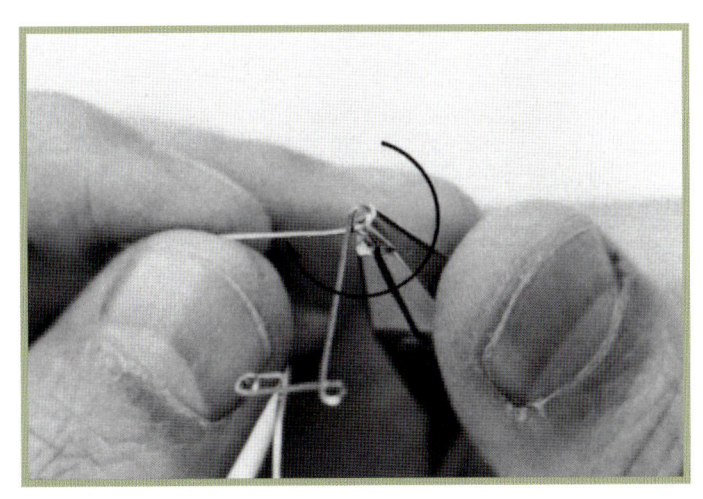

ワイヤーベンディングの実際　第3章

図135　「丸」を中心にして，遠心方向に1回転ループをつくる．このときループは内側にくる．

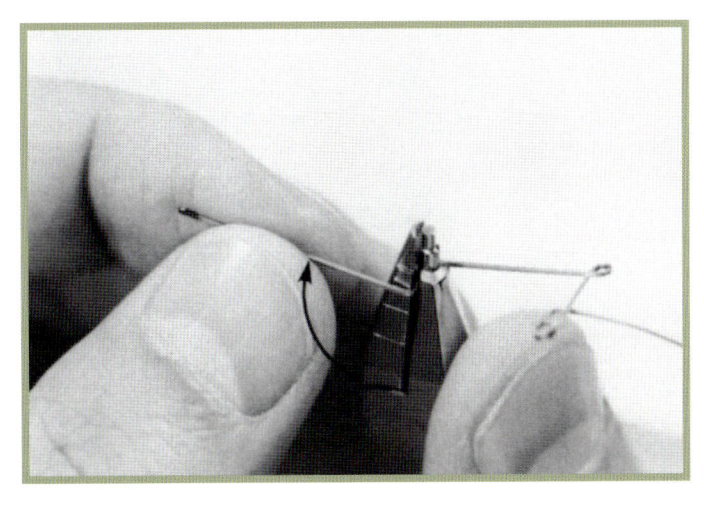

図136　「3.5mmのライン」に合わせてバーティカルステップを遠心に90°押し曲げる．

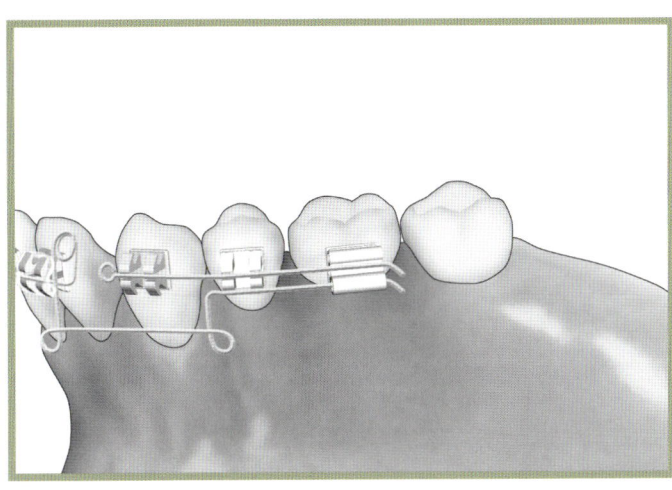

図137　バッカルチューブの遠心から3mm出して切る．

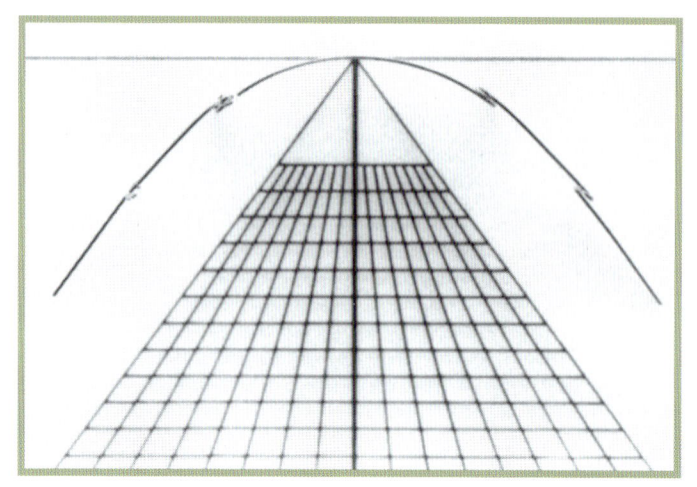

第 3 章　ベーシックワイヤーベンディング

図138　ワイヤーはかなりイクスパンションしている．

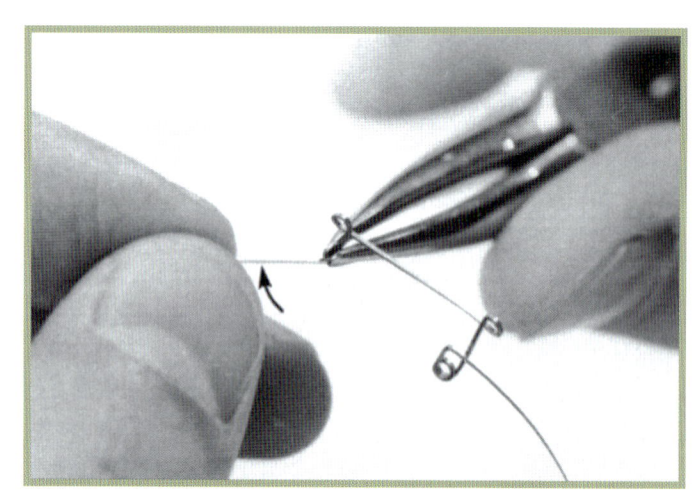

図139　バーティカル ステップをハオのプライヤーで押さえながらトウインを入れる．

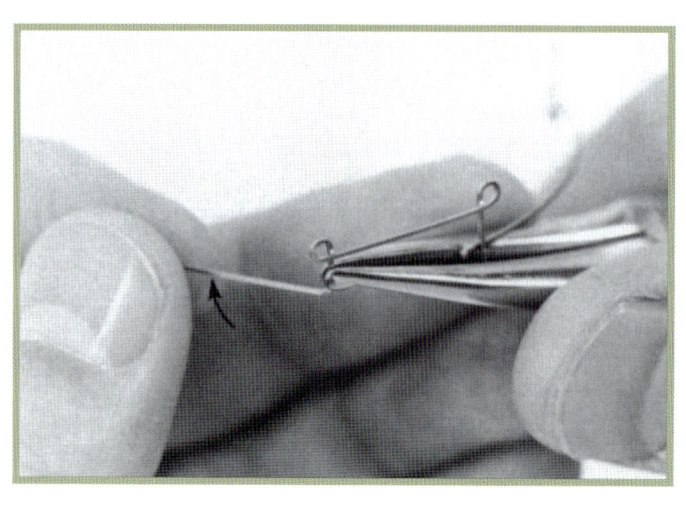

図140　右側も同様にしてトウインを入れる．

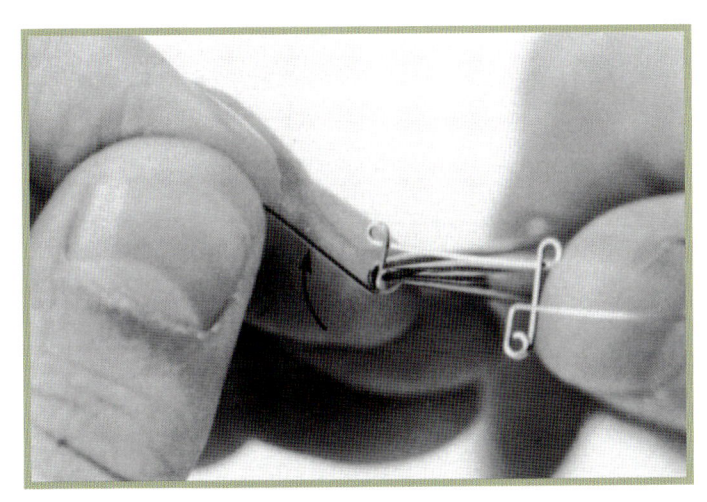

ワイヤーベンディングの実際 第3章

図141 ティップバックを入れる．

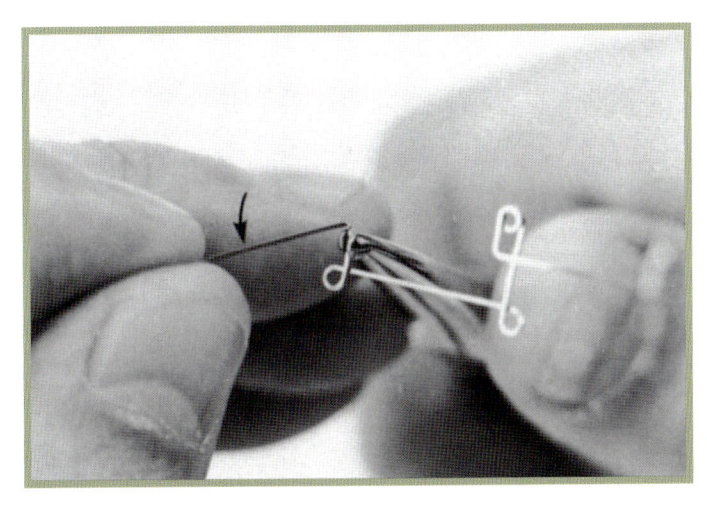

図142 反対側も同様にしてティップバックを入れる．

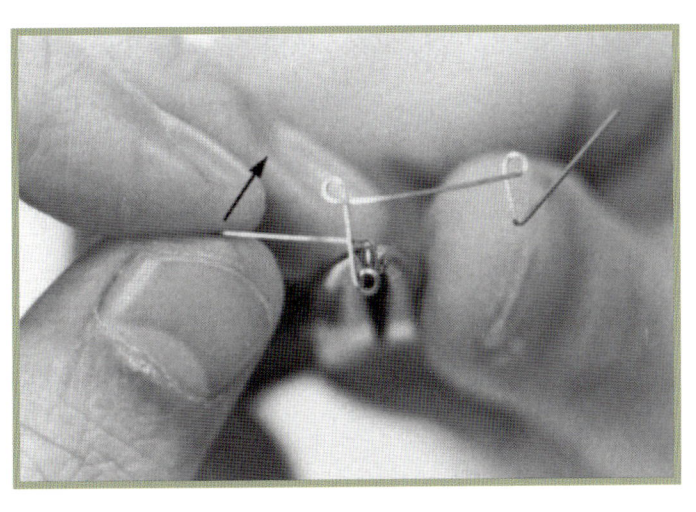

図143 前歯部のトルクを強くする．

59

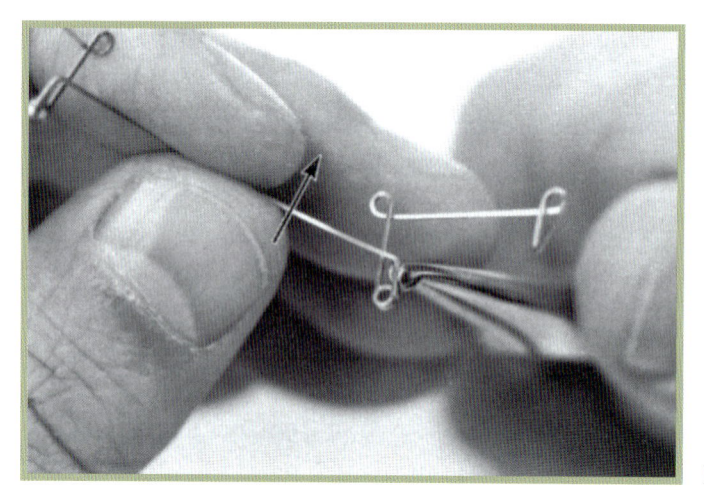

第3章 ベーシックワイヤーベンディング

図144 反対側も同様にする．

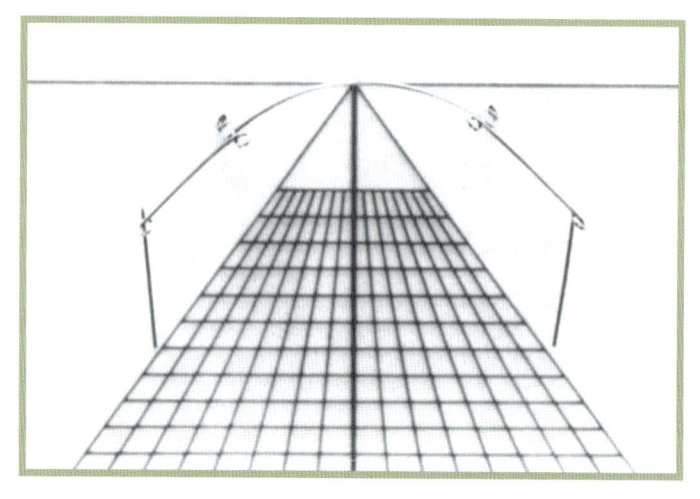

図145 トウイン，ティップバック，トルクを調節した後で対称性をチェックする．

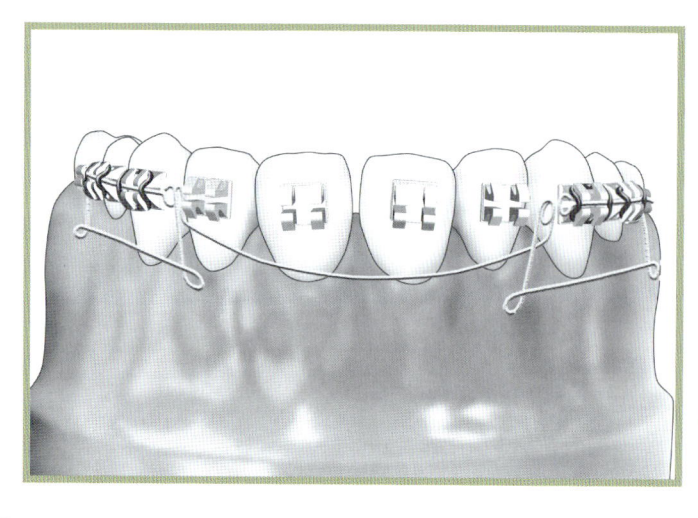

図146 トリプルチューブの真中のチューブに入れてトルクの程度を確認する．

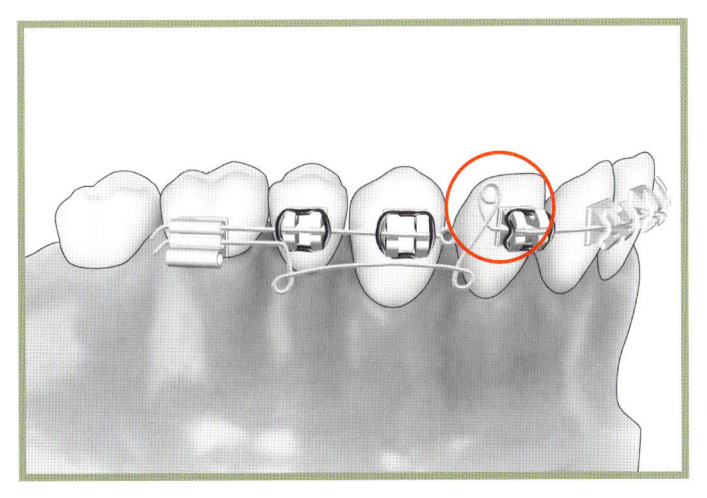

ワイヤーベンディングの実際 第3章

図147 前歯部のバーティカル チューブの2本の足が交叉するところまでアクティベートし,遠心をシンチバックする.

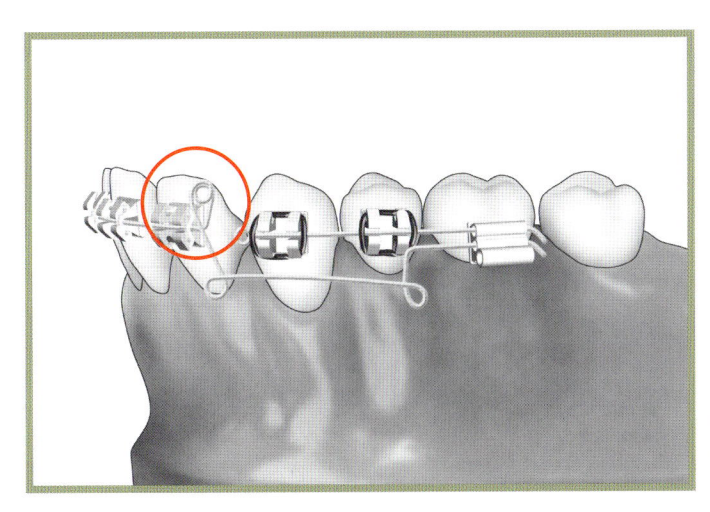

図148 右側も同様にアクティベートした後,シンチバックする.バッカル チューブの遠心より3mm残して切る.

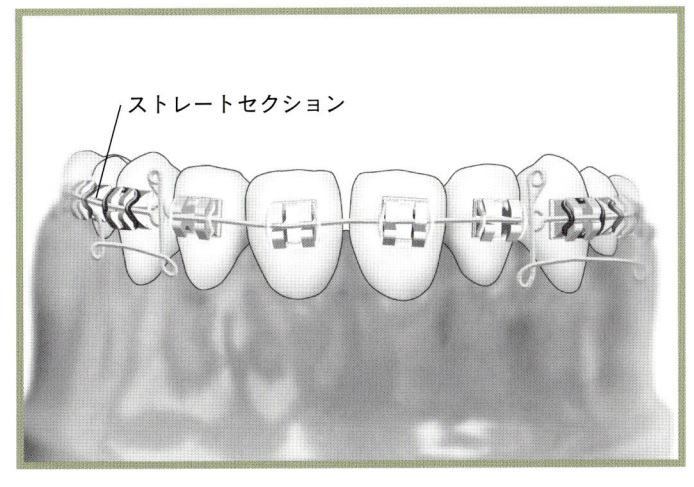

ストレートセクション

図149 前歯部から見たところ.

61

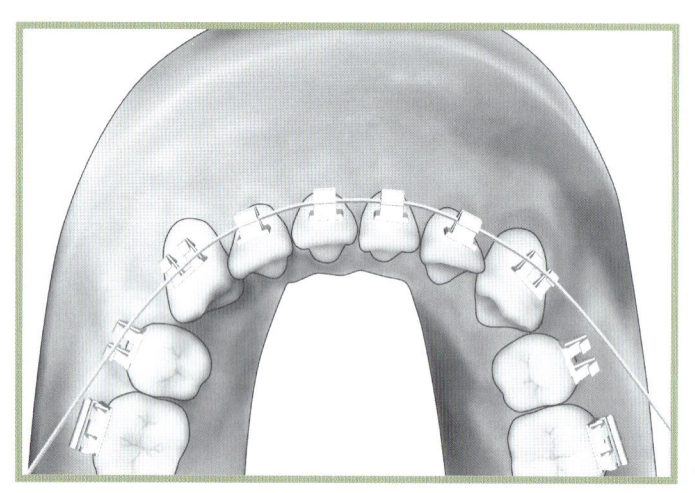

第3章 ベーシックワイヤーベンディング

アイデアルアーチ
下顎(6│6)
.016×.022

図150 ワイヤーの中心の赤い印を両中切歯のコンタクトポイントに合わせる.

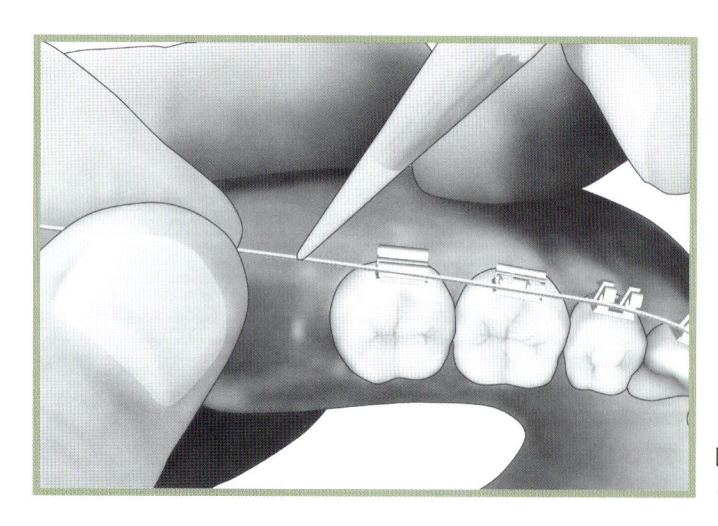

図151 左側のバッカルチューブの遠心より5 mmのところに印をつけて切る.

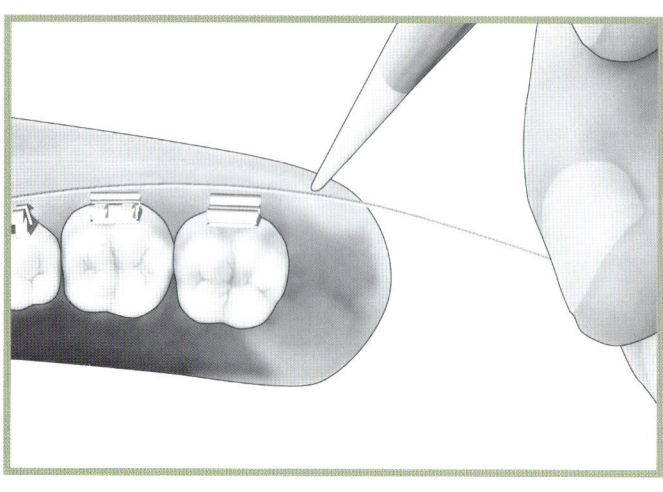

図152 右側のバッカルチューブの遠心より5 mmのところに印をつけて切る.

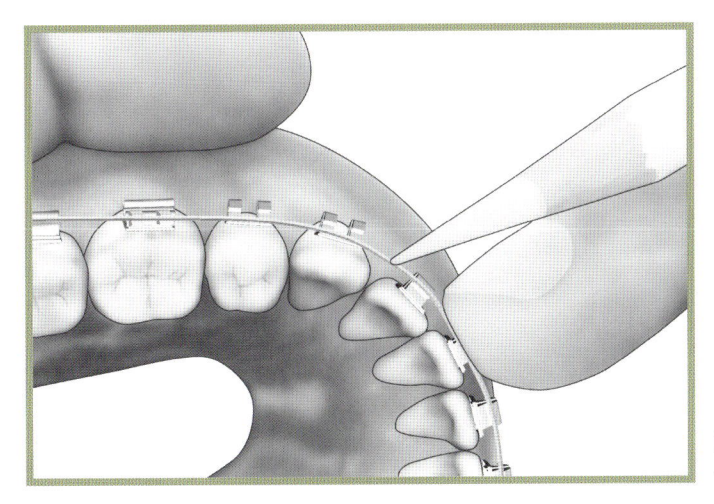

ワイヤーベンディングの実際 第3章

図153 左側切歯と犬歯のコンタクトポイントに印をつける．

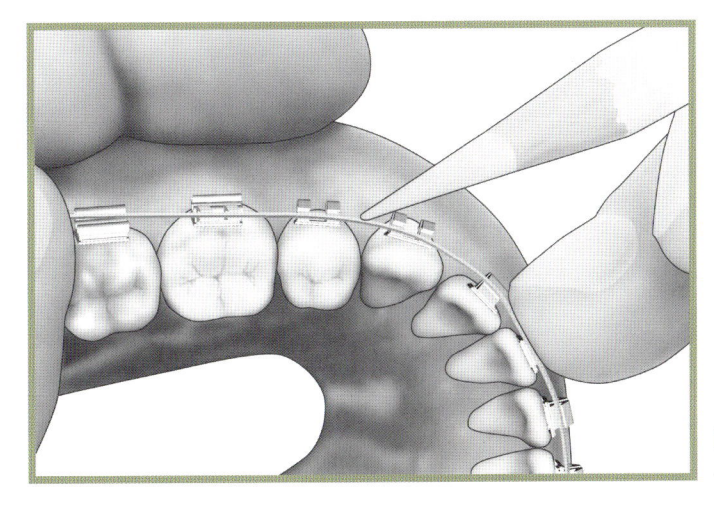

図154 左側犬歯と小臼歯のコンタクトポイントに印をつける．

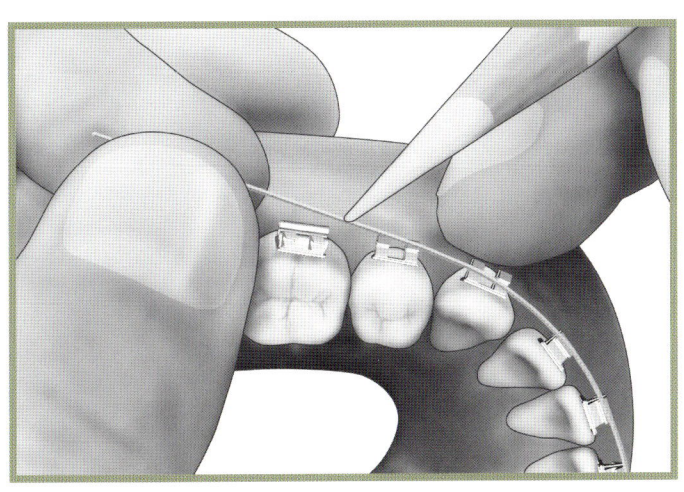

図155 左バッカルチューブの近心より 2 mm のところに印をつける．

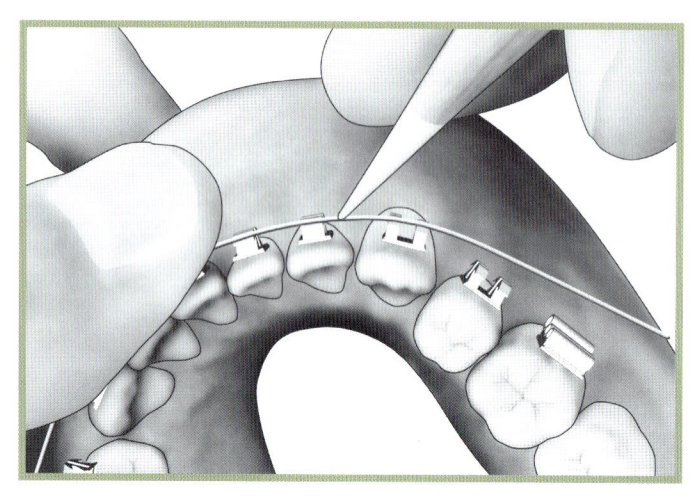

第3章 ベーシックワイヤーベンディング

図156 右側切歯と犬歯のコンタクトポイントに印をつける．

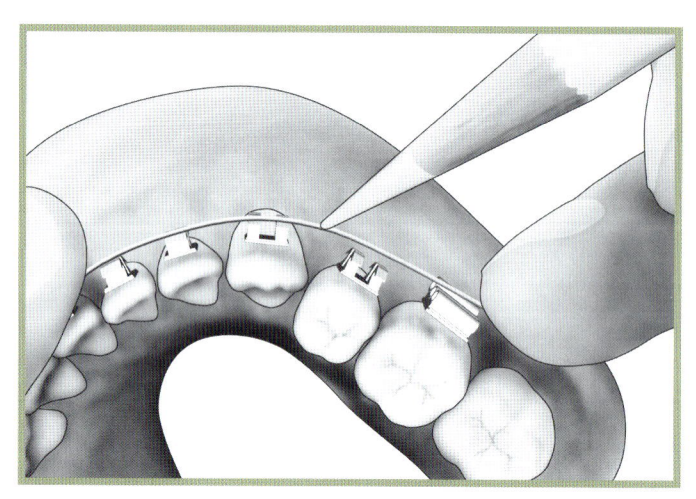

図157 右犬歯と小臼歯のコンタクトポイントに印をつける．

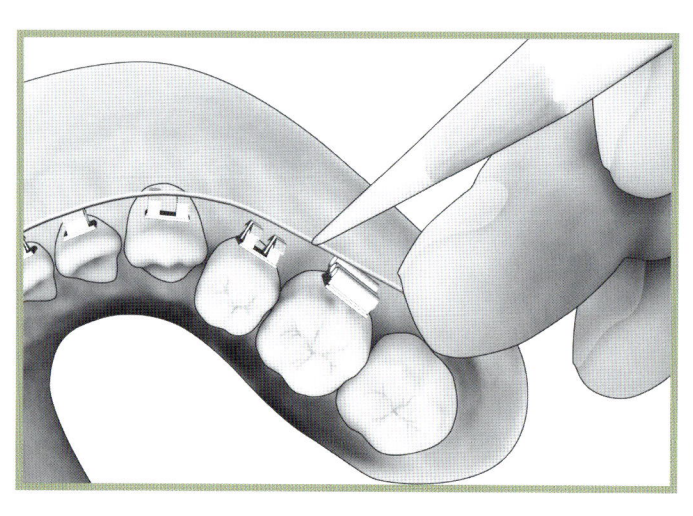

図158 右バッカルチューブの近心2mmのところに印をつける．

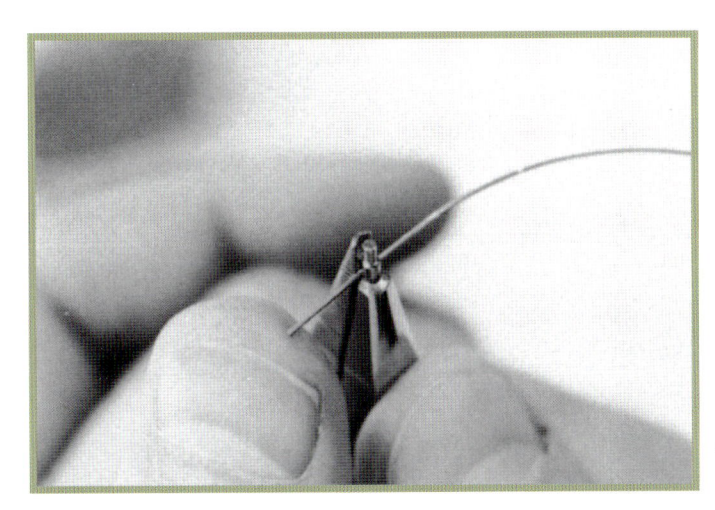

ワイヤーベンディングの実際 第3章

図159 「丸」を手前にしてプライヤーを持ち，左側の大臼歯のオフセットをつくる．2段目の「丸」で大臼歯の印をはさむ．

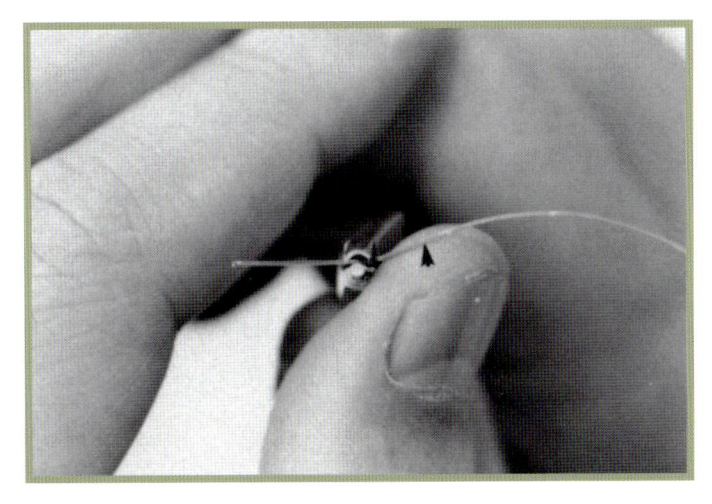

図160 左親指で近心を15°押し上げる．

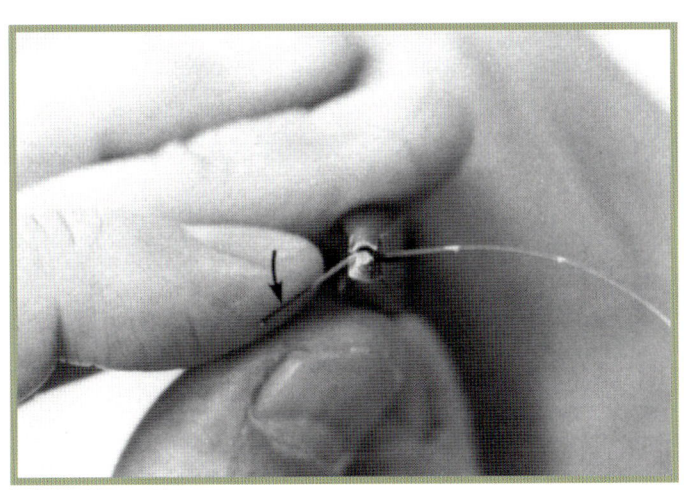

図161 右人差指の腹で遠心を30°押し曲げる．

65

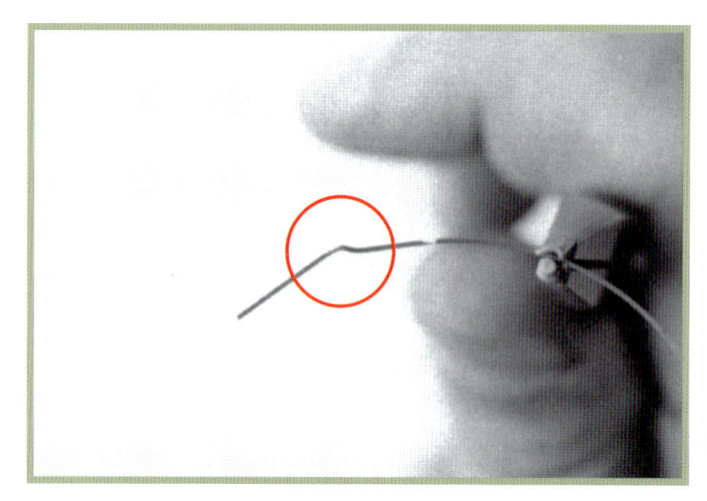

第3章 ベーシックワイヤーベンディング

図162 左側の大臼歯のベイヨネットベンドが完成．

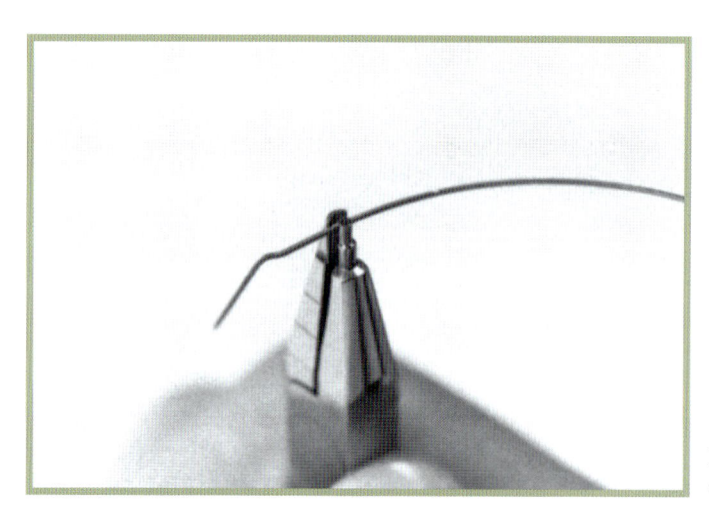

図163 1段目の「丸」で大臼歯と小臼歯の間の印をはさむ．

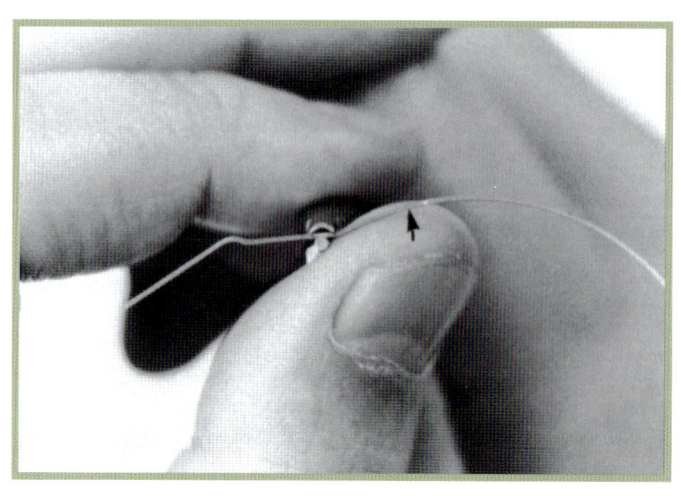

図164 左親指の腹でワイヤーの近心を15°押し上げる．

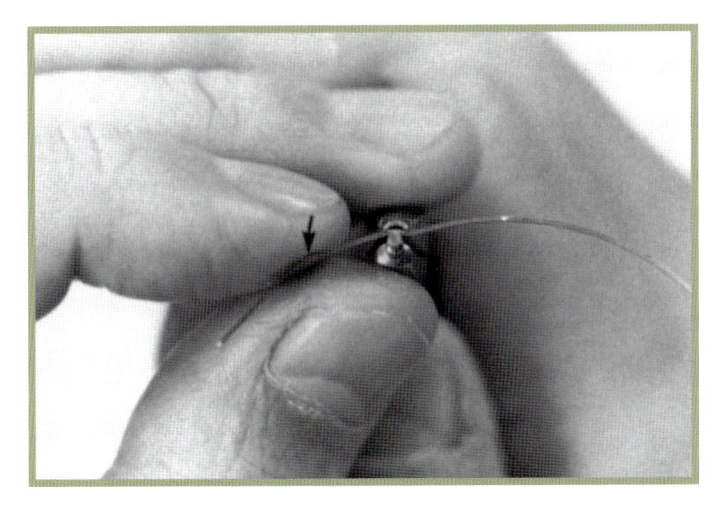

ワイヤーベンディングの実際 第3章

図165 左人差指の腹でワイヤーの遠心を15°押し曲げる．

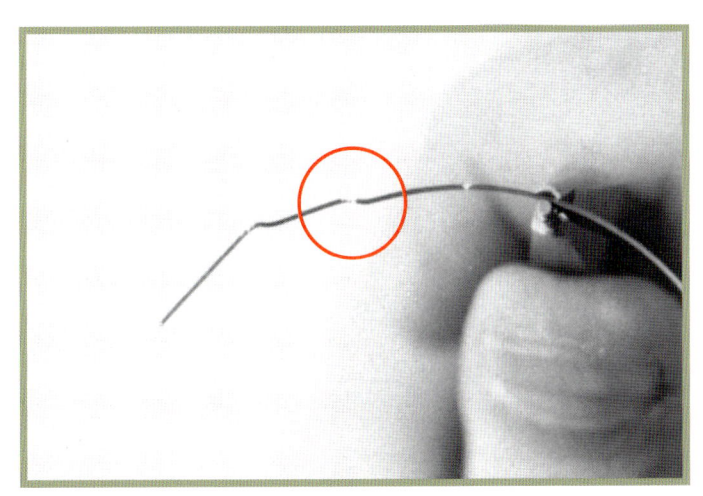

図166 小臼歯の近心のオフセットが完成．

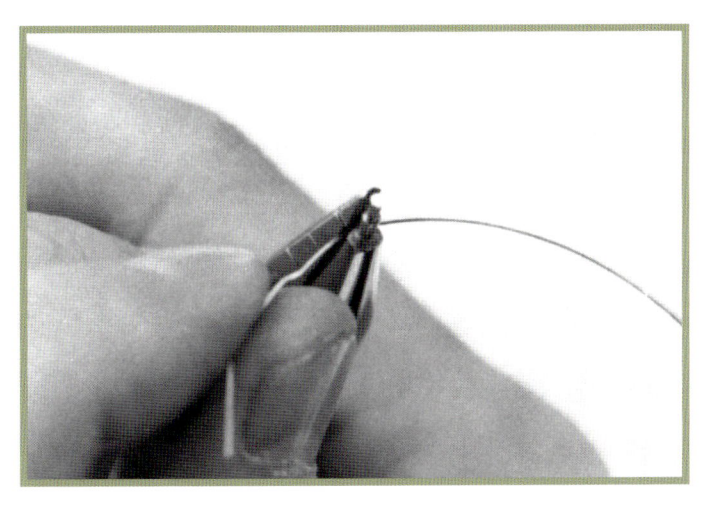

図167 側切歯と犬歯の間の印をプライヤーのカウンタリングポーションではさみ，遠心方向に2〜3回ずらす．

67

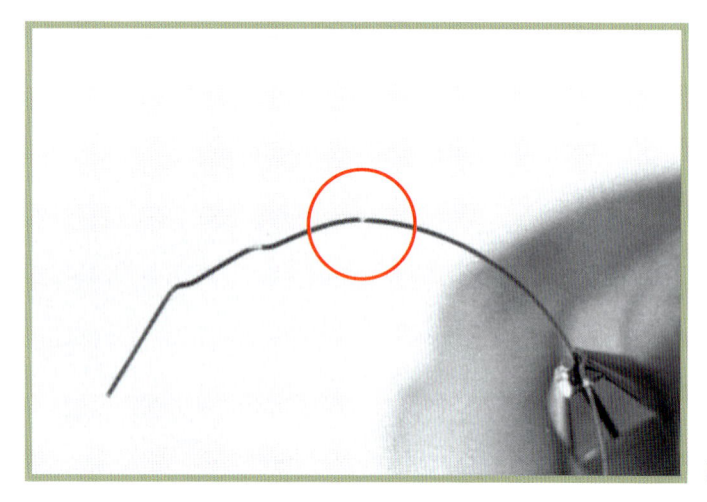

第3章 ベーシックワイヤーベンディング

図168 左側犬歯のカーブが完成．

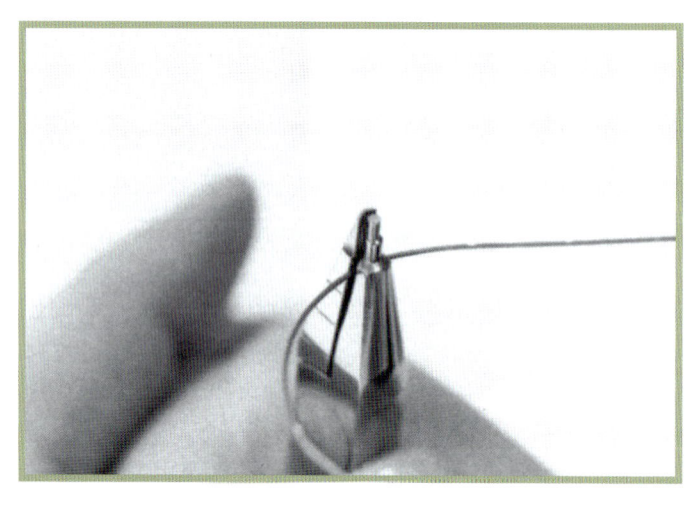

図169 右側切歯と犬歯の間の印をプライヤーのカウンタリングポーションではさみ，遠心に向かって3回繰り返す．

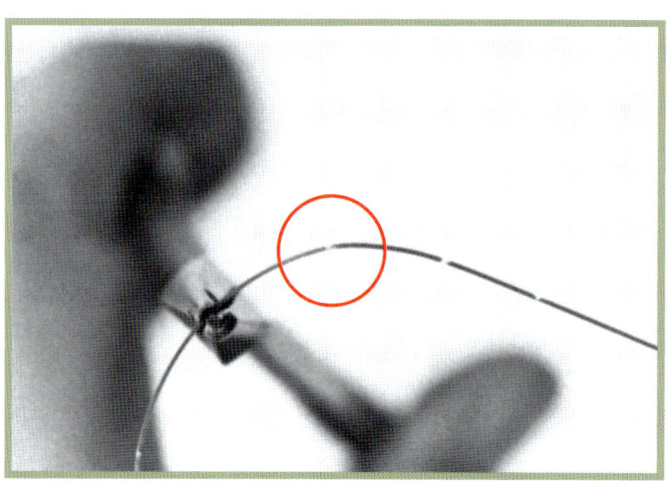

図170 右側犬歯のカーブが完成．

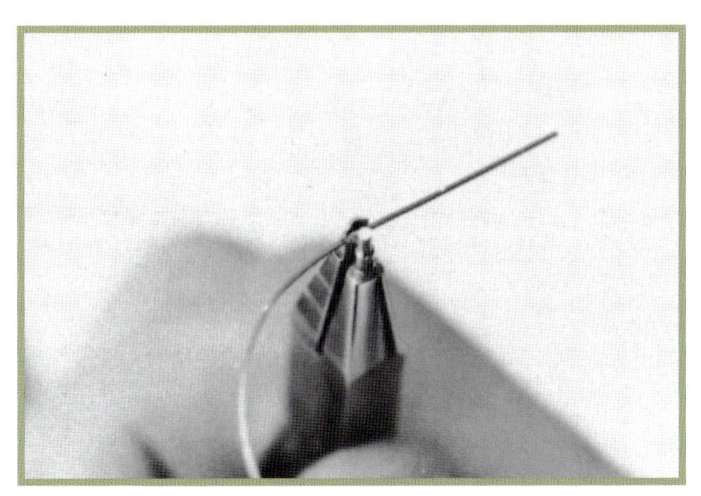

ワイヤーベンディングの実際　第3章

図171　犬歯と小臼歯の間の印を1段目の印ではさむ．

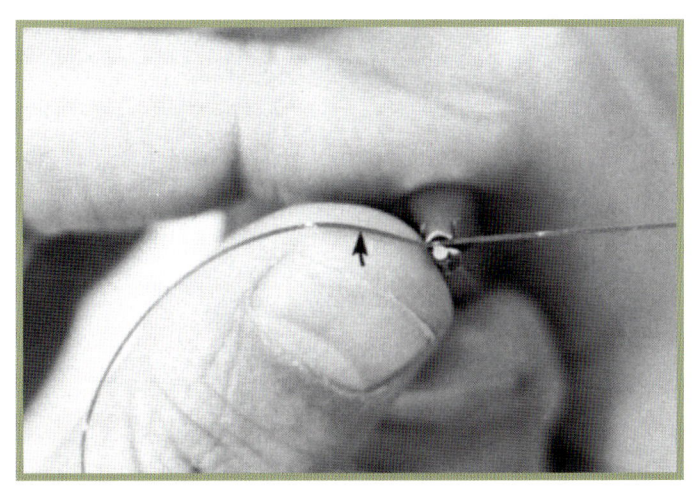

図172　左親指の腹でワイヤーの近心を15°押し上げる．

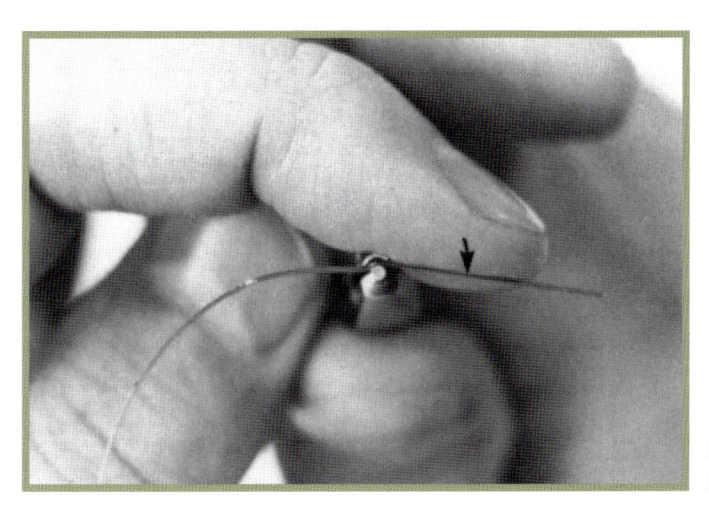

図173　人差指の腹でワイヤーの遠心を15°押し下げる．

69

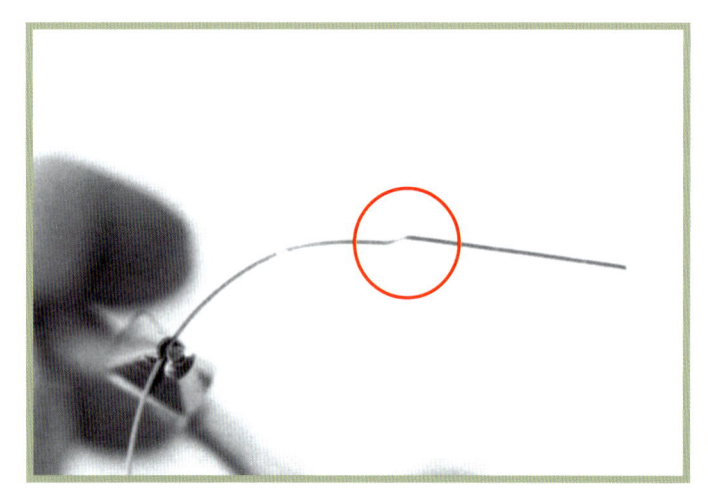

第 3 章 ベーシックワイヤーベンディング

図174 小臼歯の近心のオフセットが完成.

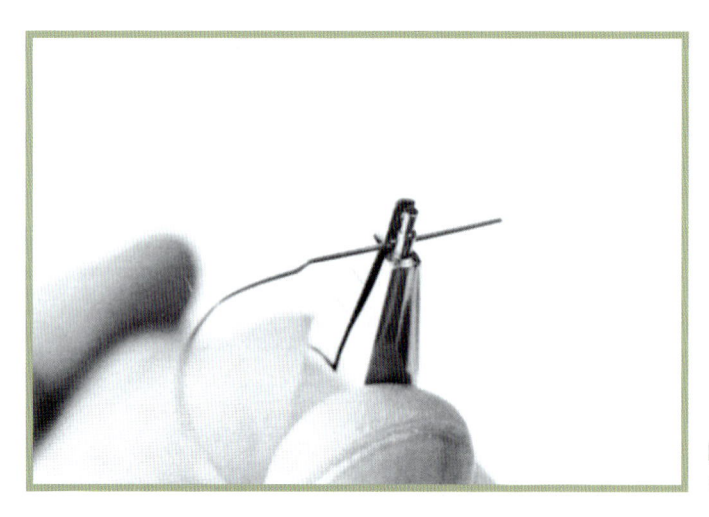

図175 右側大臼歯の近心の印を 2 段目の「丸」ではさむ.

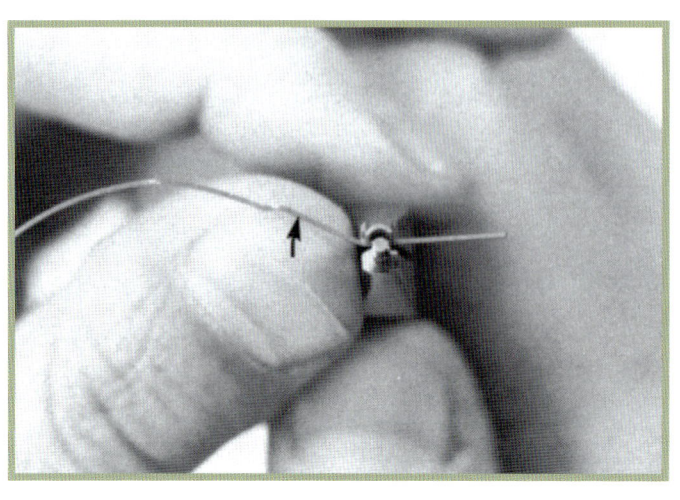

図176 親指の腹でワイヤーの近心を15°押し上げる.

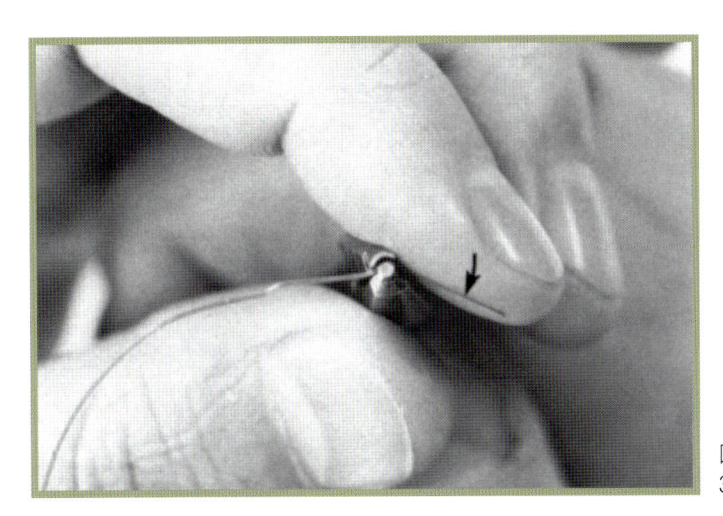

ワイヤーベンディングの実際 第3章

図177 人差指の腹でワイヤーの遠心を30°押し下げる.

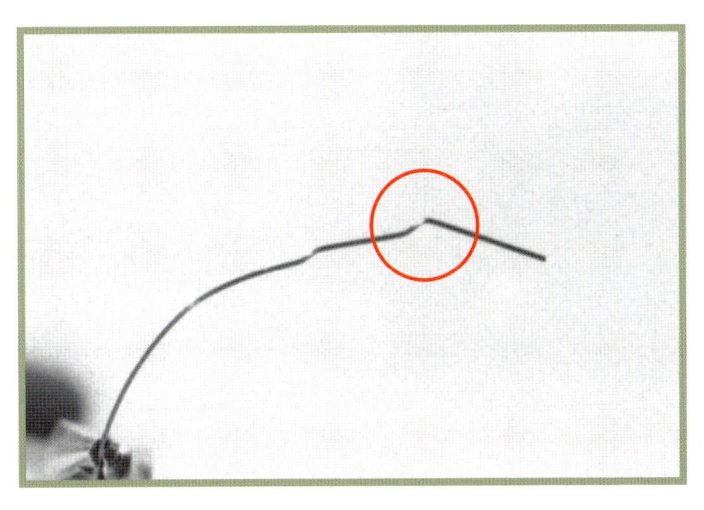

図178 大臼歯のベイヨネットベンドが完成.

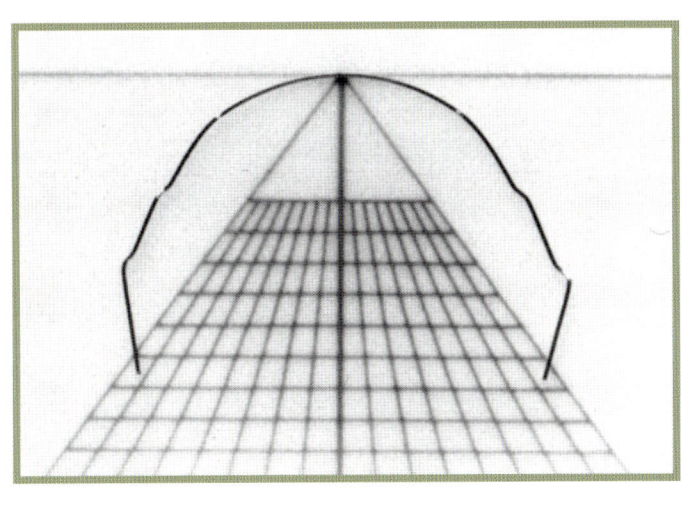

図179 アーチフォームおよび左右の対称性をチェックして完成.

71

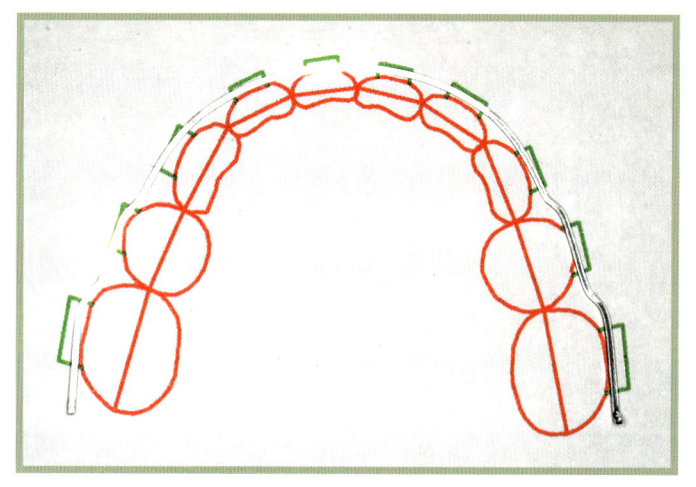

第3章 ベーシックワイヤーベンディング

**アイデアルアーチ
下顎（6|6）
.016×.022**

図180 T1のロウアーアーチVTOに合わせてオフセットやベイヨネットベンドの厚み，アーチの対称性をチェックする．

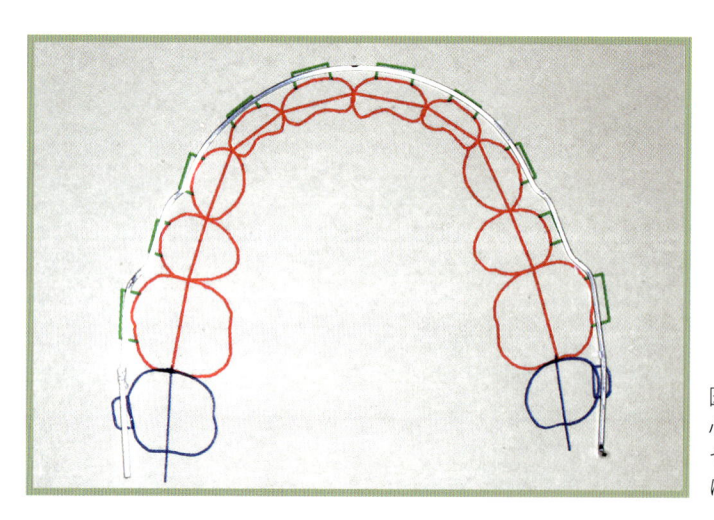

**アイデアルアーチ
上顎（7|7）
.016×.022**

図181 左右それぞれの第二大臼歯の近心のコンタクトポイントに相当するワイヤーに印をつけ，遠心に向かってわずかにカーブをつける．

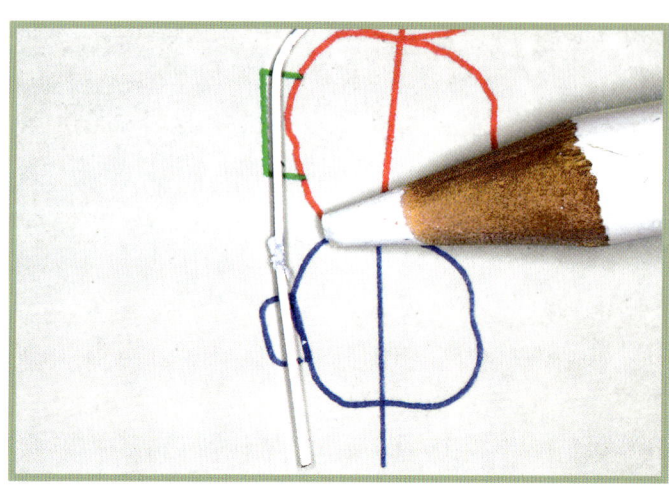

図182 カットモデルより作成したロウアーアーチVTOを参考にして，第一大臼歯と第二大臼歯の頬舌的歯冠幅径の差を考慮して，コンタクトポイントから遠心にカーブを入れる．

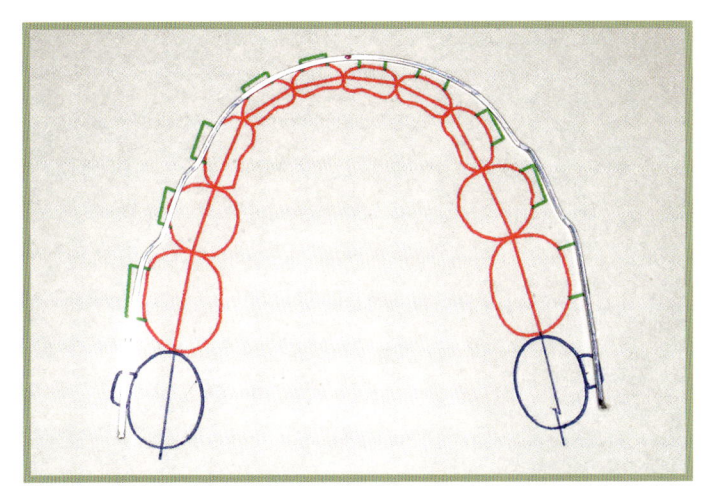

**アイデアルアーチ
下顎(7|7)
.016×.022**

図183 左右それぞれの第二大臼歯の近心のコンタクトポイントに相当するワイヤーに印をつけ，遠心に向かってわずかにカーブをつける．

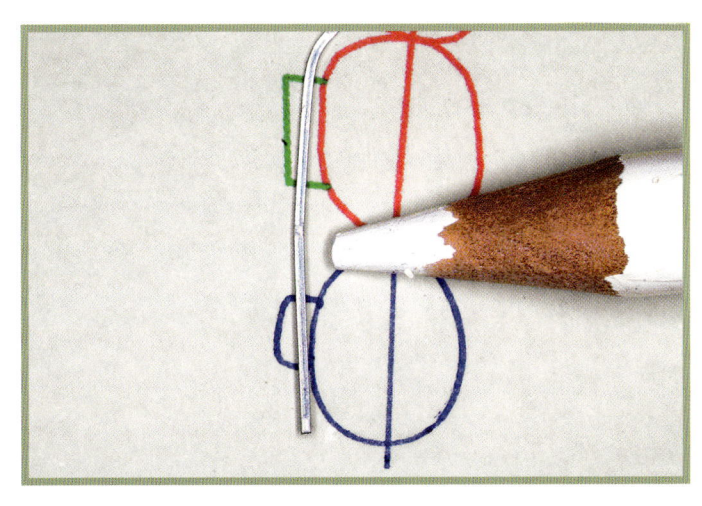

図184 ロウアーアーチVTOを参考にして，第一大臼歯と第二大臼歯の歯冠幅径の差を考慮し，コンタクトポイントから遠心に向かってわずかにカーブをつける．

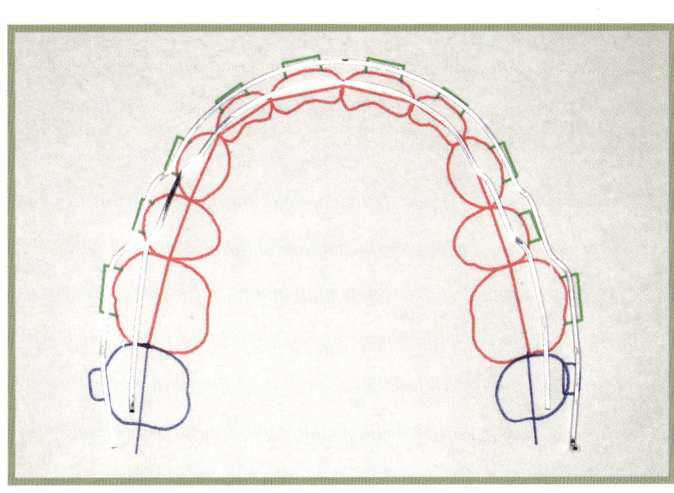

**アイデアルアーチ
コーディネーション**

図185 作成した上下のアイデアルアーチを，治療前に作成したロウアーアーチVTOを用いて上下のコーディネーションを行う．
　その際，T1の模型や口腔内写真を参考に，治療前に存在した不正咬合を考慮してインアウト，オフセット，トルク，アンギュレーションを調節する．これをオーバーコレクションという．

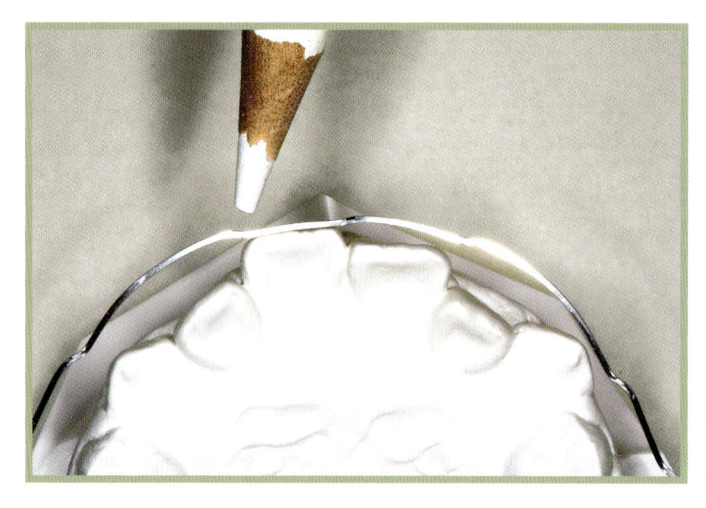

図186 治療前の状態を考慮してオーバーコレクションとしてのオフセット（インセット），トルクなどを加える．

CHAPTER 4

起こりやすいトラブルの調整法

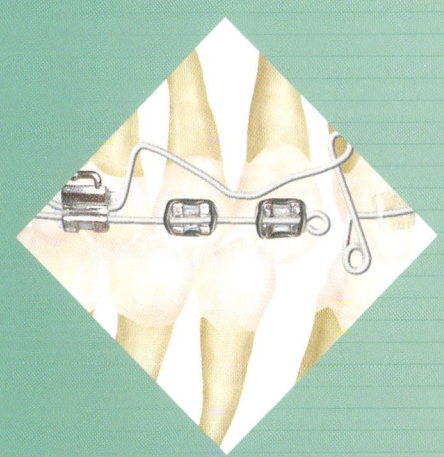

1	下顎前歯のローテーションを改善
2	5̲のローテーションを改善
3	1|1の逆V字形（近心ローテーション）を改善
4	3|3の異所萌出を改善
5	側方歯群のオープンバイトの処置
6	上下第一大臼歯のクロスバイトを改善
7	下顎第一大臼歯と第二小臼歯の間のステップを改善
8	成人のディープバイトを改善
9	成長期のディープバイトを改善
10	下顎歯列弓拡大の一方法
11	II級仕上げ

第4章 起こりやすいトラブルの調整法

1　下顎前歯のローテーションを改善　15歳9か月，女性

歯列弓全体で考える：このように前歯1本，2本が極端にローテーションをしている症例でも，この1本だけ改善するという考えは良くない．歯列弓全体のディスクレパンシーの問題として捉えるべきである．最近，前歯のコンタクトをただ削除して並べるだけ，などという安直な方法がはやっているが，何のための矯正治療なのか？

◆ word check
- OCS　オープンコイルスプリング
- SF　サージカルフック
- CE　チェーンエラスティック

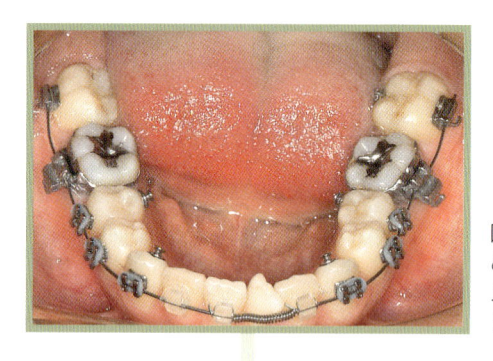

図1-1　1⎿のスペースをつくるために，1⎿と2⎿の間にオープンコイルスプリング(OCS)を入れる(約50g，2か月)．

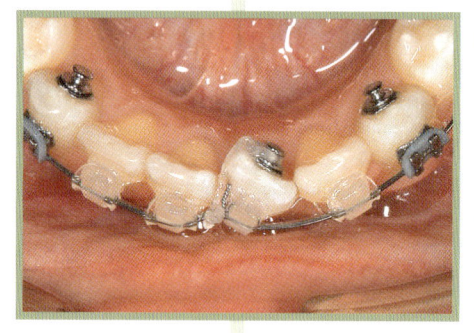

図1-2　2⎿の舌側にLBを接着し，そのLBより1⎿の遠心につけたサージカルフック(SF)にチェーンエラスティック(CE)を装着する．ワイヤーは.016×.016メモリーワイヤー．1⎿のスロットにワイヤーをしっかり入れ，ブラケットの近心にて結紮するとよい(約4か月)．

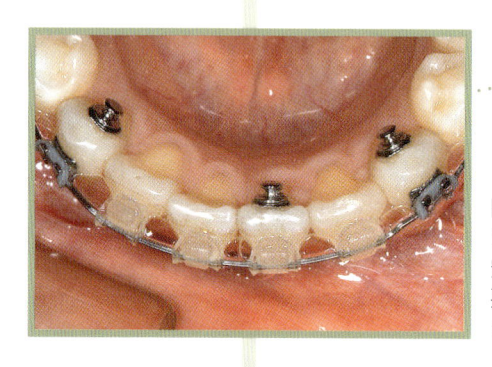

図1-3　アイデアルアーチ(.016×.022 MP)を入れ，安定させる(約4か月)．必要があればオーバーコレクションを入れる(図1-5)．

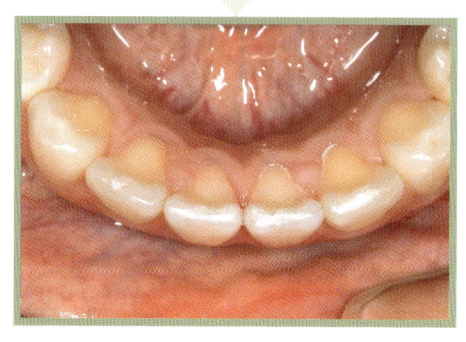

図1-4　T2(動的治療後)．

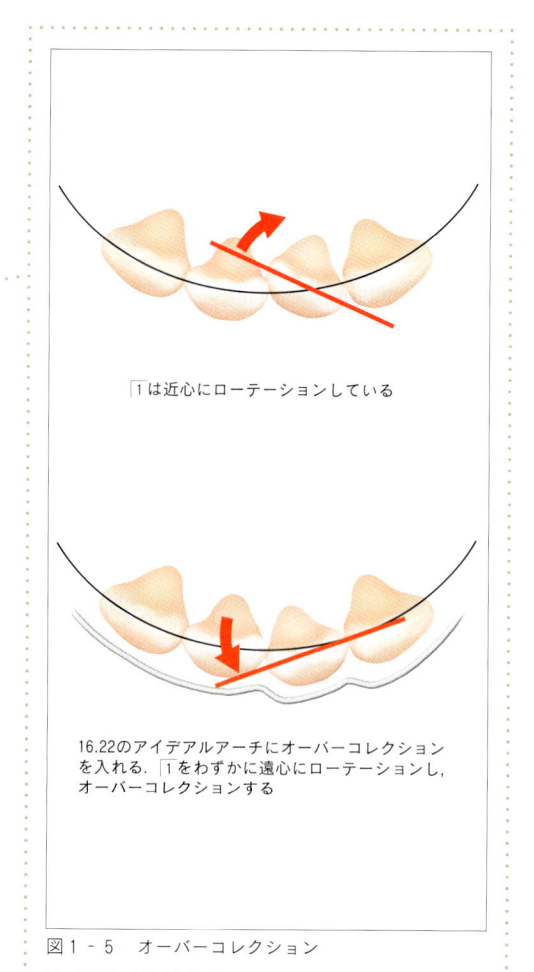

1⎿は近心にローテーションしている

16.22のアイデアルアーチにオーバーコレクションを入れる．1⎿をわずかに遠心にローテーションし，オーバーコレクションする

図1-5　オーバーコレクション

2 ̄5のローテーションを改善　13歳4か月，女性

　　アンカレッジを考慮：この場合には先欠があるので ̄5の前後にスペースが見られるが，通常はスペース不足のことが多い．このように頰舌的方向からエラスティックで歯軸を中心にして歯を回転させるときにも，他の歯の移動時と同様にアンカレッジが大切となる．

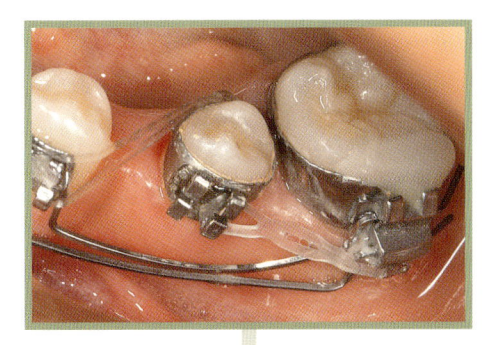

図2-1　 ̄5の遠心へのローテーションを改善するために， ̄5にバンドまたはボンディングを行い，チェーンエラスティック(CE)を用いる．その際 ̄4-6のスペースの確保とアンカレッジのために， ̄4-6の間に図2-4のようなセクションを入れる(.016×.016 MP)．

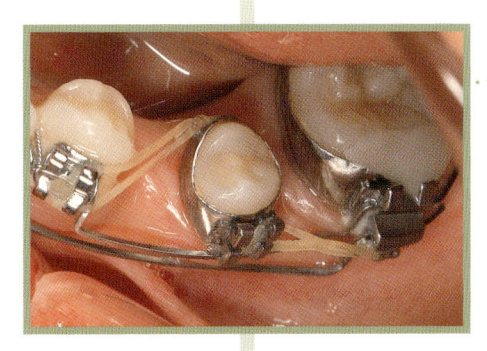

図2-2　1か月後．ローテーションは改善しているが，リラップスを考慮してややオーバーローテーションをした状態で数か月間経過をみる．

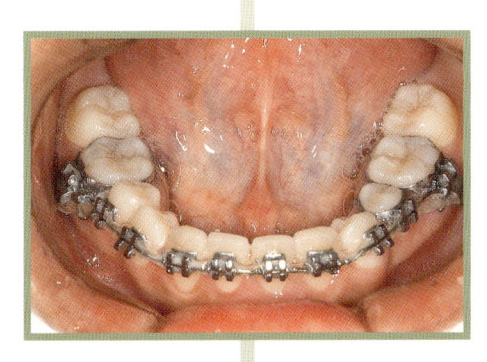

図2-3a　アライメント終了後も，リラップスを防止するためにチェーンエラスティック(CE)を用いることもある(アイデアルアーチ：.016×.022 MP)．

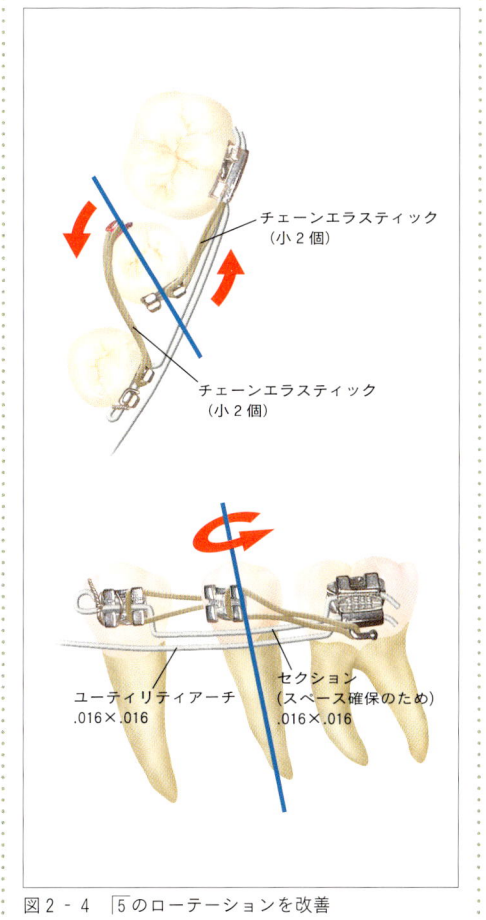

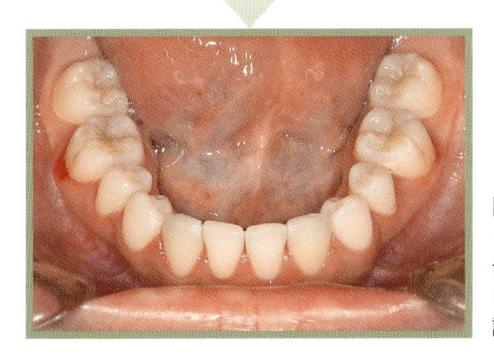

図2-3b　装置撤去直後．リラップスを防ぐために咬合関係やオーバーコレクション，およびリテーナの設計などが大切である．

チェーンエラスティック（小2個）

チェーンエラスティック（小2個）

ユーティリティアーチ
.016×.016

セクション（スペース確保のため）
.016×.016

図2-4　 ̄5のローテーションを改善

◆ material check

MP　Multiphase Wire：American Orthodontics

CE　F.M.Ringlet(クローズ)：rocky mountain morita corp.

3 1|1の逆V字形（近心ローテーション）を改善　30歳10か月，女性

まずトータルな診断を：下顎の叢生を改善するときと同様に，まずは「トータルな診断を行ったうえで，上下のディスクレパンシーを改善する」という観点から考えるべきであり，1|1のローテーションを改善することのみのハウツーと考えるべきではない．

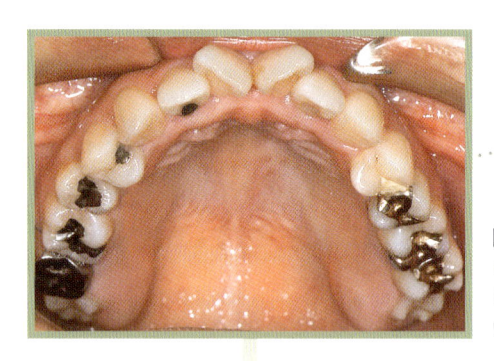

図3-1　1|1の近心へのローテーションを改善するには，スペースが不足している（全体）．

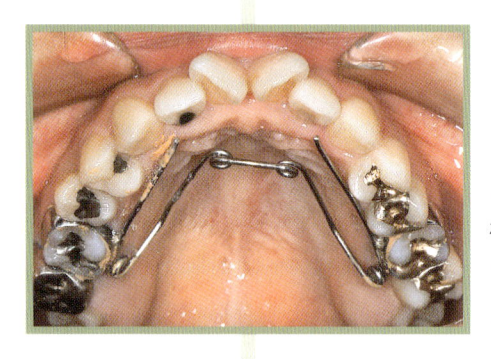

図3-2　1|1のスペース確保と，6|6のディスタルローテーションを目的としてクゥワドヘリックス（QH）を装着（約4か月）．

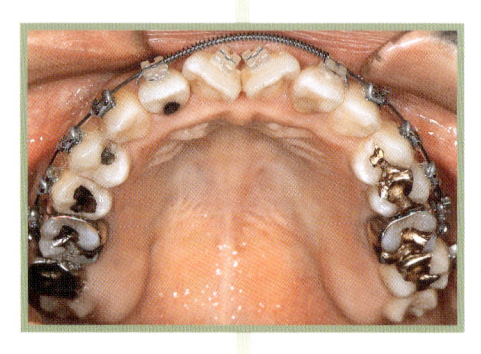

図3-3　2|2の間にオープンコイルスプリング（OCS）を使用．QHにて側方歯群を拡大した後，OCSにてさらに拡大（前歯部拡大）．

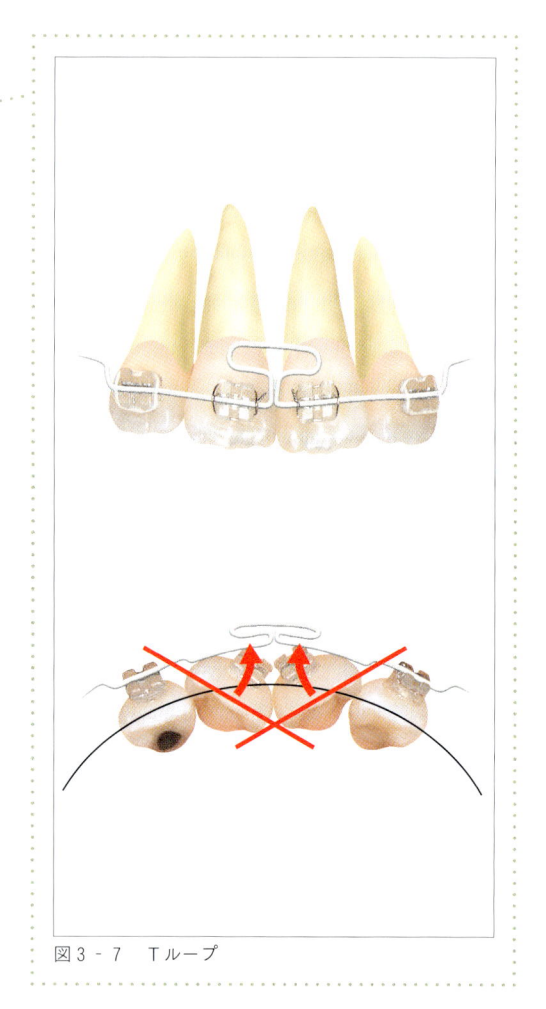

図3-7　Tループ

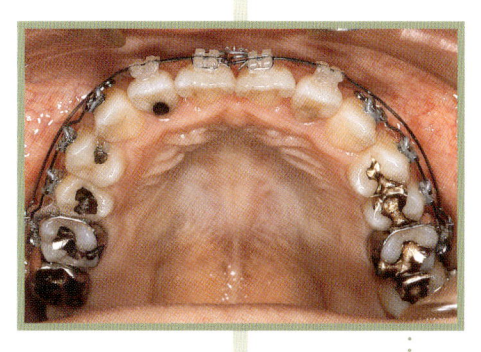

図3-4 2 1│1 2 をアライメント．OCSにて 1│1 のスペースが確保されたら，Tループの入ったユーティリティアーチにて 2 1│1 2 をアライメントする（前歯部拡大）．Tループにはオーバーコレクションのために遠心へのローテーションを加える（図3-7）．

オーバーコレクション
1│1 の遠心のコンタクトポイントが 2│2 の近心のコンタクトポイントの内側に入る

図3-8 1│1 のオーバーコレクション

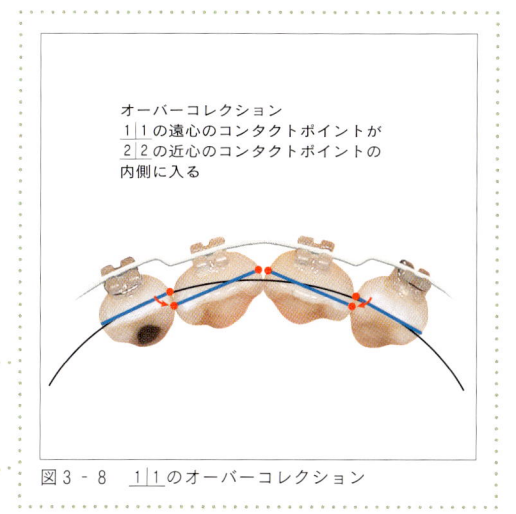

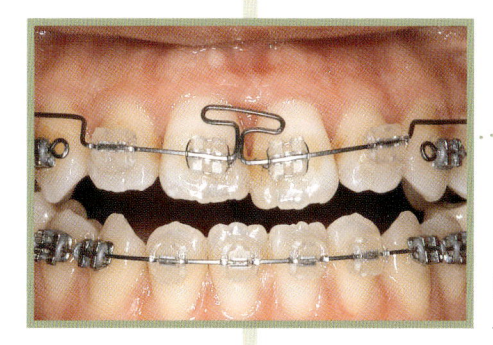

図3-5 アイデアルアーチの 2 1│1 2 にオーバーコレクションを加える．2 1│1 2 にオーバーコレクション（図3-8）．

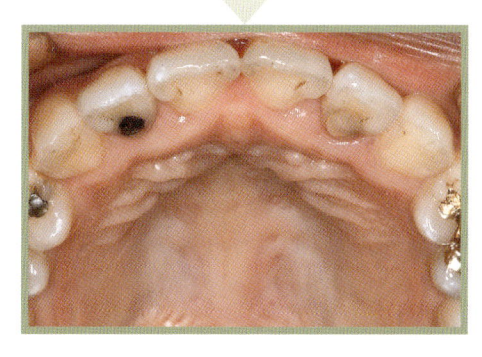

図3-6 T2；動的治療後．

4 3|3の異所萌出を改善　15歳1か月，男性

歯槽骨の幅，厚さ，歯軸の方向を考慮する：犬歯の低位唇側転位はかなりの頻度でみられるが，異所萌出に近い場合もある．このときは歯槽骨の幅，厚さ，3|3の歯軸の方向に注意する．犬歯の歯冠部が中切歯の隣にあっても，根尖部が遠心にあり，歯軸が遠心傾斜しているようなら移動しやすい．

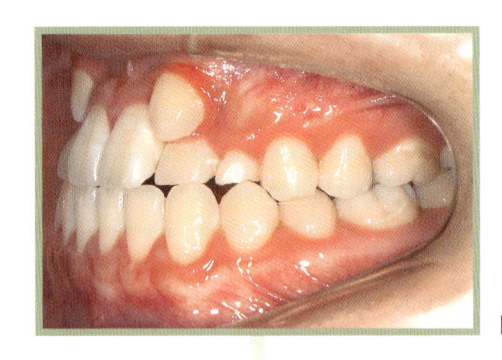

図4-1　T1；3|3が2|2の真上に萌出し，|3のスペースには乳犬歯が残存．

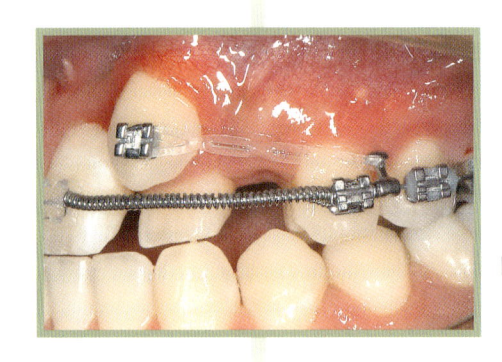

図4-2　2-3の間にOCSを入れ，スペースを確保しながら|3の遠心移動を図る．|4-5間にサージカルフック(SF)を付け，|3との間にチェーンエラスティック(CE)を装着する．

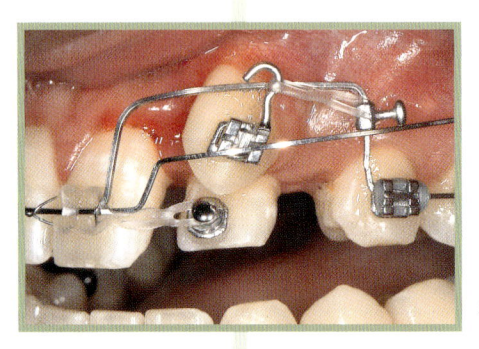

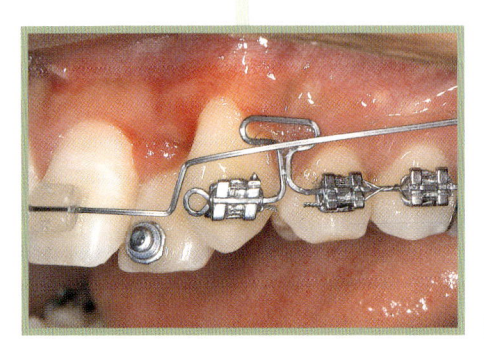

図4-3　|3が遠心へ傾斜することを防ぐためにフック付きのブラケットに交換し，さらに遠心移動を継続する．メインアーチ上の|1-4間に大きなステップを組み入れ，遠心の垂直の足にサージカルフック(SF)を付け，|3のフックとの間にチェーンエラスティック(CE)を付ける．

図4-4　|3の遠心移動終了後，T-セクションを入れ歯軸を調節する．

第4章

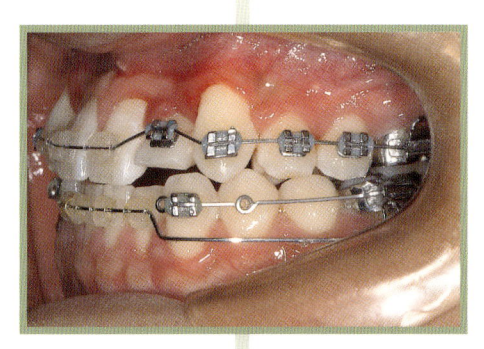

図4-5 |2 を唇側移動するため，メモリーアーチを入れる．

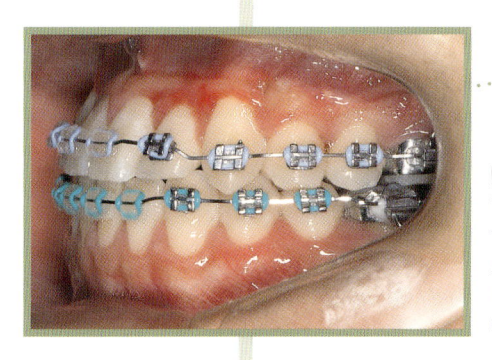

図4-6 |2 の歯軸を改善するために .016×.022 アイデアルアーチにラビアルルートトルクを加える．トルクのかけ方を説明する（図4-8）．

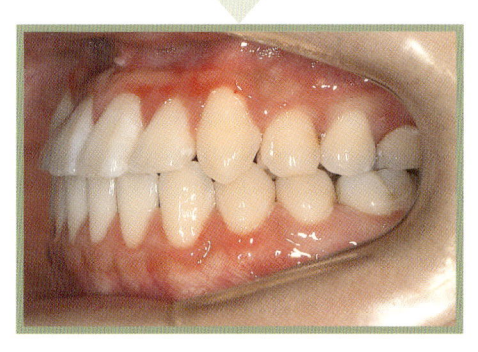

図4-7 T2；|3 の歯軸は良好だが，歯槽骨の厚みの関係もあり，側切歯のトルクはやや不足している．

アイデアルアーチの |2 部にラビアルルートトルクを入れる

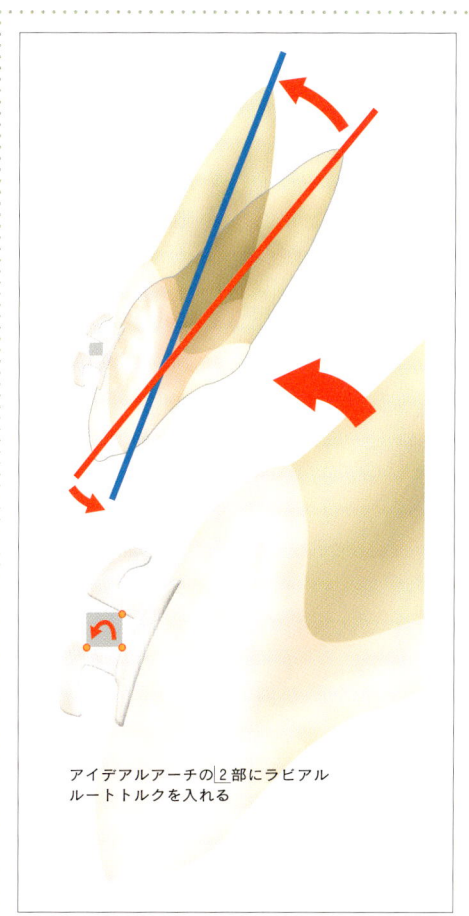

図4-8 |2 にラビアルルートトルクを加える

第4章 起こりやすいトラブルの調整法

5 側方歯群のオープンバイトの処置　19歳6か月，女性

原因を探れ：側方歯群にオープンバイトが見られるときに，ただそのスペースを閉じるためのテクニックを駆使しても意味がない．まず，なぜそのオープンバイトが生じたのか，どのような経過をたどったのか，という原因を探ることから始めたい．この場合には嚥下時に舌を左側へ突き出す癖が見られた．

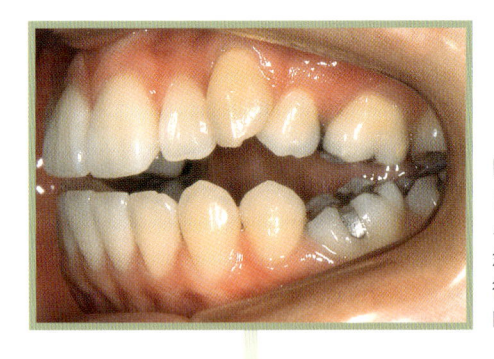

図5-1　タングスラストにより側方歯群がオープンバイト．6が極端に近心傾斜している．舌下小帯切除術後，タングトレーニング，PNFを行うこととした．

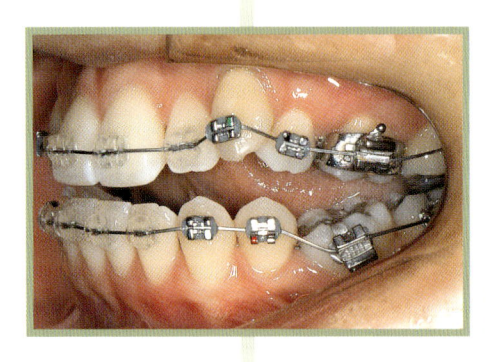

図5-2　メモリーアーチにてアライメント．

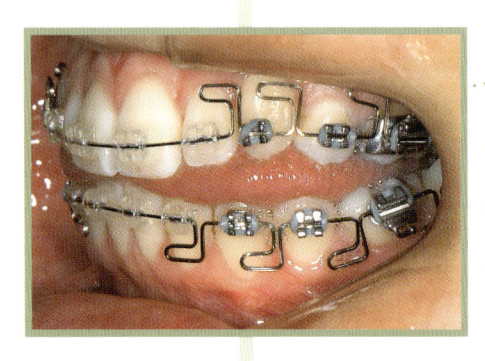

図5-3　T-ループを組み込んだアーチ(.016×.016, HT処理)にて6のアップライトを図る．一時期は舌側にタングスパイクも併用した．6のアップライト(図5-6).

図5-6　6のアップライト
.016×.016のワイヤーにL-ループを組み込み，ステップをつけ6のアップライトを図る．必要に応じてヒートトリートメントを行う

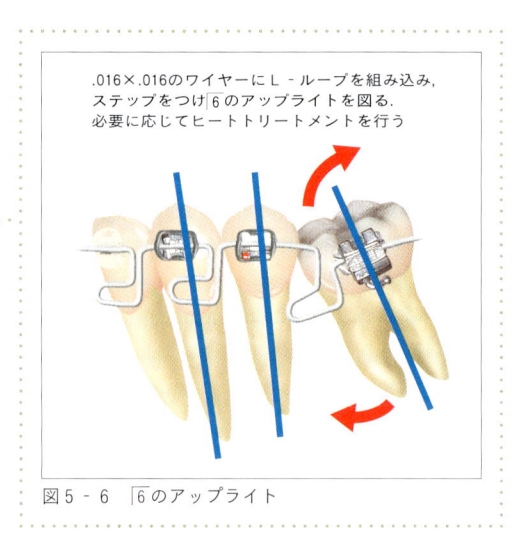

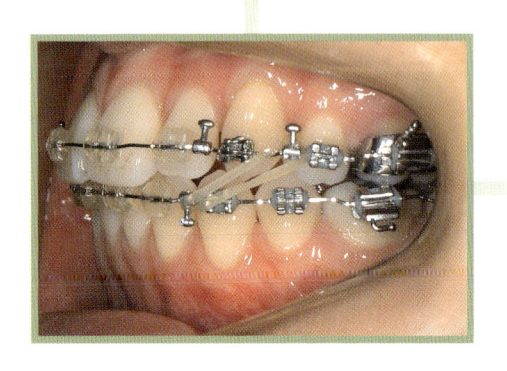

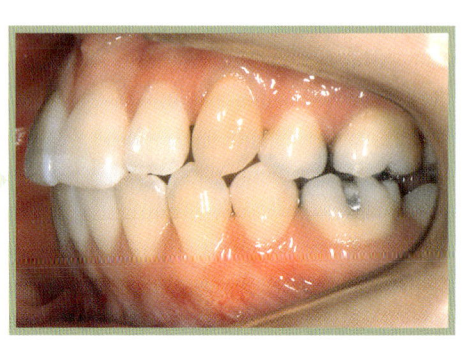

図5-4　上下のアイデアルアーチにCL IIIエラスティックを用いる．

図5-5　T2；動的治療後．MFTにより，舌癖やオープンバイトも改善されたが，保定期間中もMFTは継続したほうが良い．

6 上下第一大臼歯のクロスバイトを改善　7歳7か月，女性

クロスバイトは TMD の始まりだ：側方歯群の交換期に第一大臼歯のクロスバイトがみられる症例なのに，学校健診では何も指摘を受けた経験のない患者さんもいる．こういう方は，すでに乳歯列のときから何らかの兆候がみられていたことが多いが，その後の TMJ の機能障害の大きな誘因の一つとなる．

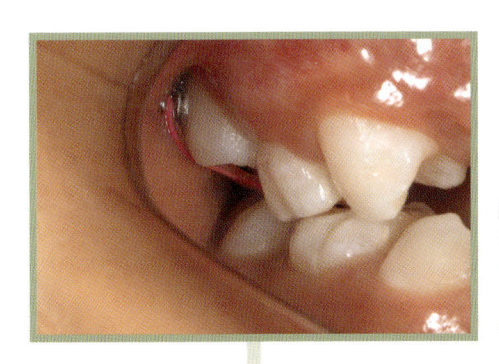

図6-1　T1；6|が頬側にティッピングしているので，6|の頬側，6|の舌側にリンガルボタンを接着した．

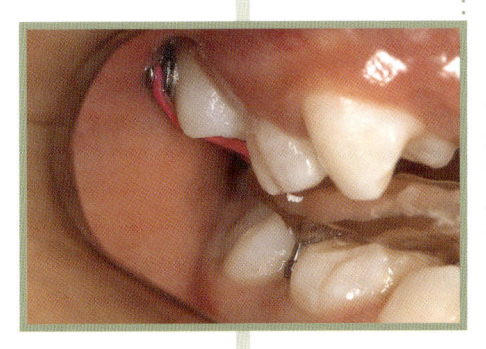

図6-2　バイオテンプレート（BT）装着；6|の舌側移動を容易にするため，過度の挺出を防止，および顎関節への影響を緩和する効果を期待している．この装置と一緒にクロスエラスティック（Cr.E）を使用した．上下の歯，BT，ゴムの関係を説明（図6-5）．

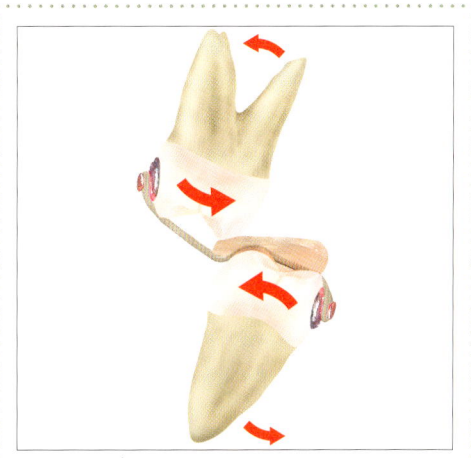

図6-5　7/7のクロスバイトを改善

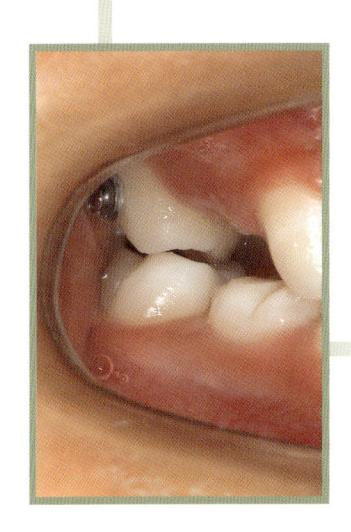

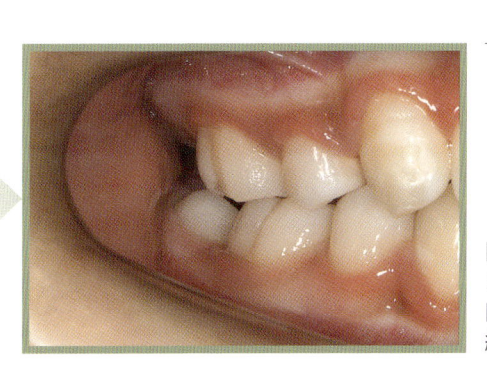

6-3 | 6-4

図6-3　2か月後；クロスバイトが改善された．
図6-4　T2；動的治療終了時．

7 下顎第一大臼歯と第二小臼歯の間のステップを改善　9歳11か月，女性

なぜステップを改善するのか？：そこにステップがあるから，という答えではあまりにもさびしい．しかし，各大学での症例検討会で，なぜCL IIをCL Iにするのか？　と質問を換えてみても，やはり同様の答えだった．しかし本書を購入された賢明な読者なら，もう答えは胸にあるはずだ．われわれの目的とする機能は「動的平衡」のなかにあると．

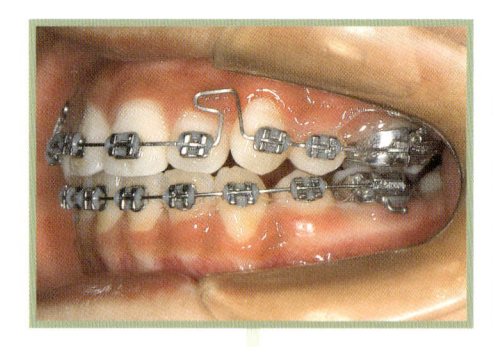

図7-1　下顎 |5-6 にステップが生じているために，|3/3 の関係がII級になっている．大臼歯にトリプルやダブルチューブを使用する場合はとくにステップが生じやすいので，早めに改善をしておく必要がある．

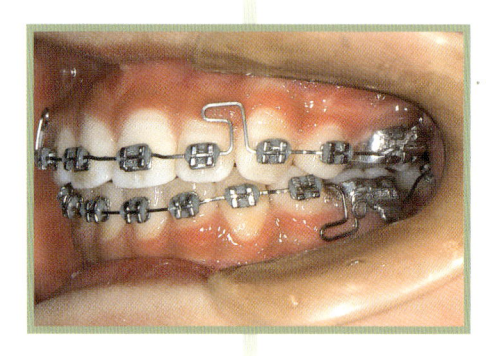

図7-2　上顎のワイヤー（TMA）には |6 の近心にステップダウンベンド，下顎には |6 の近心にL-ループにステップを組み込んだ．図7-6は |6 部の拡大図．

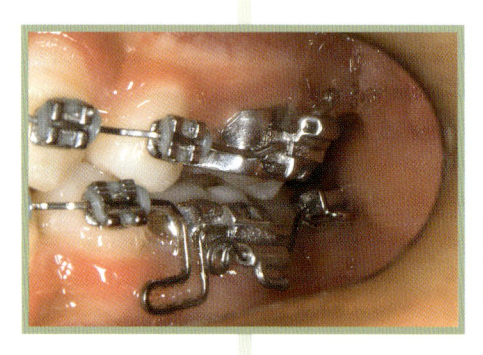

図7-3　2か月後；ステップがとれ，犬歯および側方歯群のII級関係も改善された．

図7-6　|5-6 のステップを改善

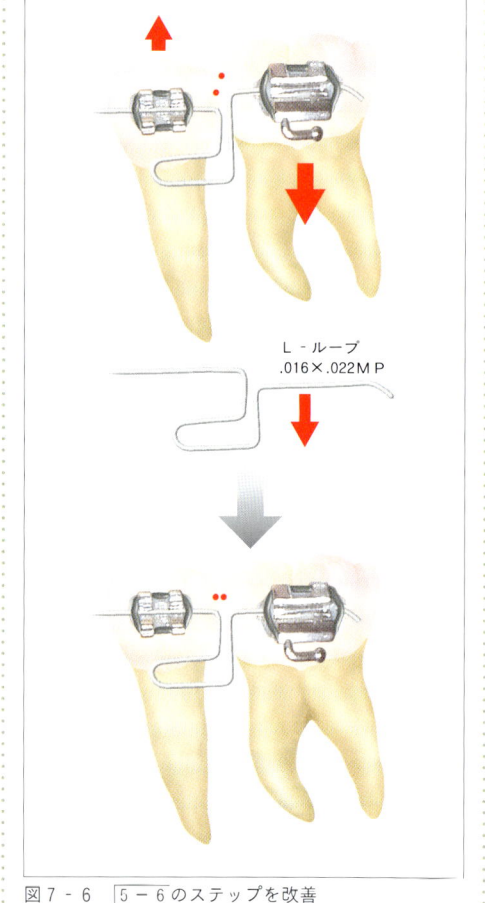

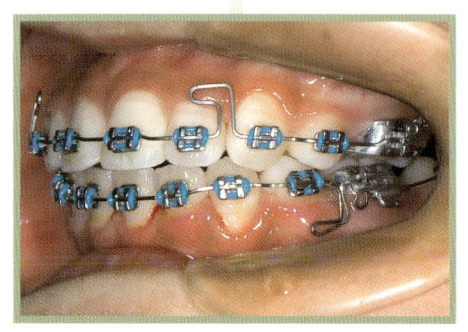

図7-4　T2；動的治療後．

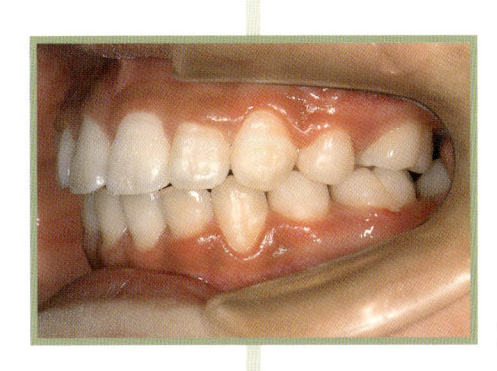

図7-5a　T2；動的治療後の頰側面観.

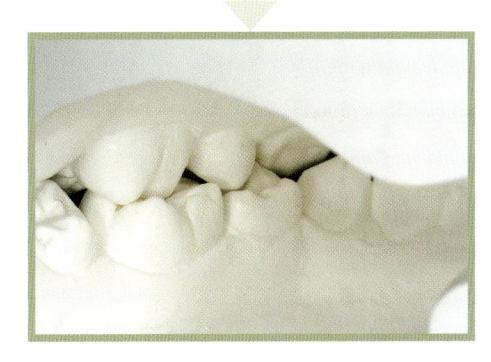

図7-5b　舌側からの咬合状態を示す.

8 成人のディープバイトを改善　CL II div.2　57歳4か月，女性

原因を推理せよ：オープンバイトと同様に，この形態を生じた原因を探さずに，歯を移動させることだけで改善することはできない．前歯部を圧下すべきか，臼歯部を挺出すべきか，またはその両方が必要なのか，それによりメカニックスもまったく異なる．

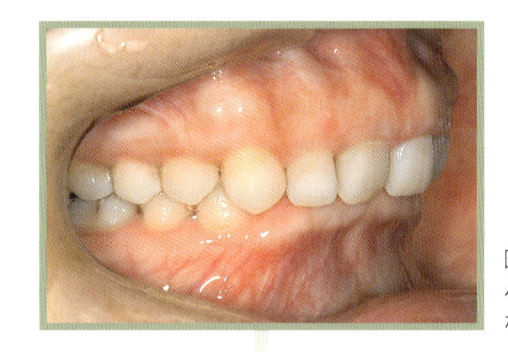

図8-1　T1；前歯部のバイトが深く，下顎の前歯がまったく見えない．

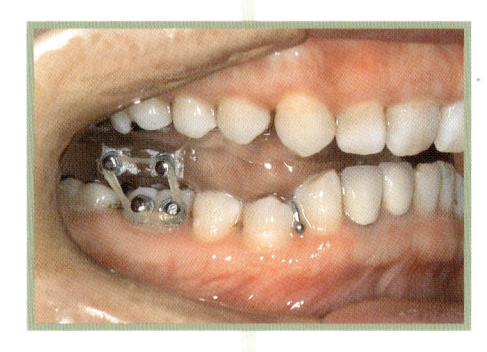

図8-2　1か月後；6̄の挺出を図りディープバイトを改善するために，バイオテンプレートと6̄の頬側にリンガルボタンを接着し，UP＋Down ELS を使用する．LB の拡大図（図8-6）．

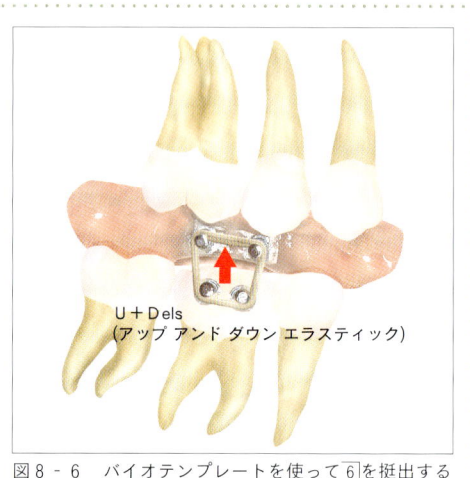

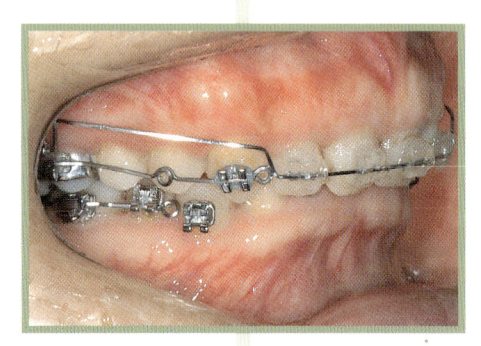

図8-3　6か月後；上顎前歯をイントルージョン．3|と6|にはスタビライジングセクション .0175×.0175 TMA，前歯にはユーティリティアーチ .016×.022 を使用．ストレートセクション（SS）とユーティリティアーチ（UTY）を用いて前歯部にトルクをかけながら，イントルージョンを図っている（図8-7）．

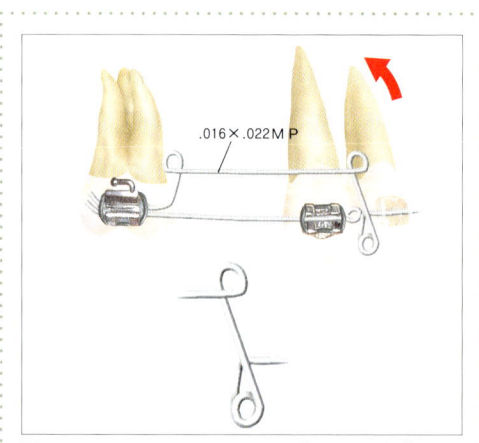

図8-6　バイオテンプレートを使って6̄を挺出する

図8-7　.016×.022 トルキングアーチを使って2 1|1 2 にリンガル ルートトルクをかける

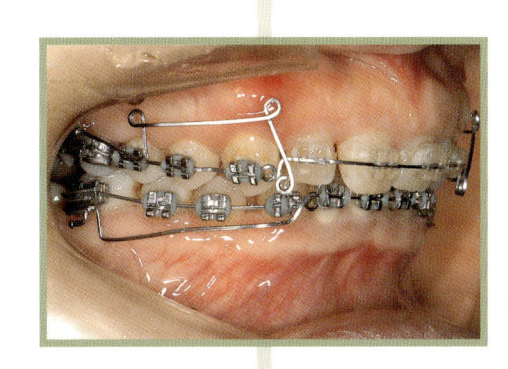

図8‐4 13か月後；上顎の前歯のイントルージョンが進んだので，下顎の前歯にDBSを行い，下顎の前歯にもイントルージョンを加える．

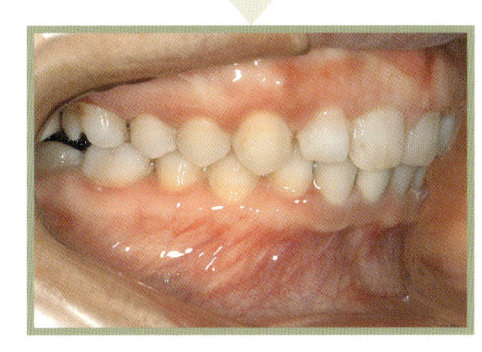

図8‐5 18か月後；T2 動的治療終了時．必要な保存補綴処置を依頼する．

9 成長期のディープバイトを改善　CL II div.2　14歳11か月，女性

成長傾向，機能を重視せよ：同じディープバイトでも成人と成長期ではその対処法は大きく異なる．やはり，トータルな診断をしたうえで成人のそれと比較して，成長方向や時期，機能を重視した治療方針とメカニックスを必要とする．

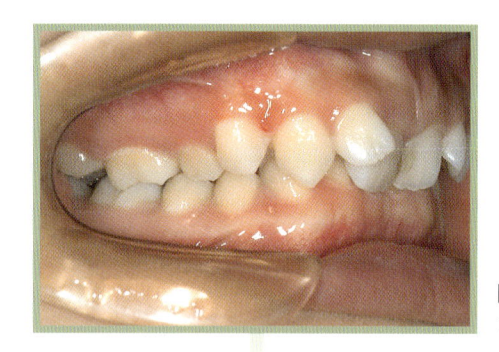

図9-1　T1；1|1が極端に舌側傾斜しており，バイトが深く下顎の前歯がまったく見えない．その分，左右の側切歯がかなり唇側傾斜している．

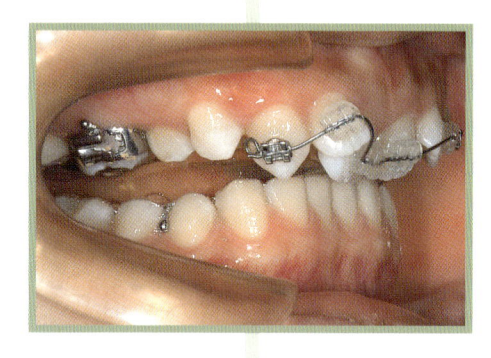

図9-2　6か月後；Tm-1；バイオテンプレート＋PNFにて，もっとも安定した下顎位を仮に設定し，6|6にBDと3⊥3にDBSを行う．アライメントには.016×.016のメモリーアーチを使用した．

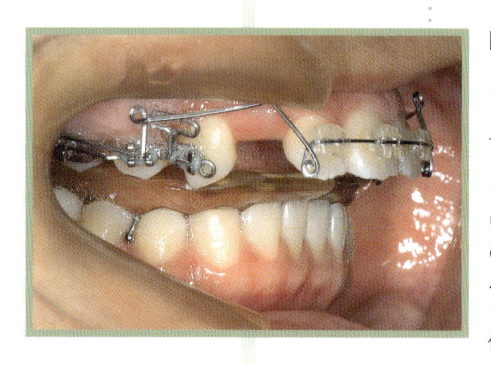

図9-3　16か月後；Tm2：4|4抜歯後，3|のリトラクション（TMA）終了後，上顎前歯のリンガルルートトルクを加えながら，コントラクションを行っている（.016×.022 MP）．3|の遠心移動終了後のオーバージェットの大きさに注目．バイオテンプレートを併用．Uコントラクション UTY（.016×.022 MP）（図9-6）．

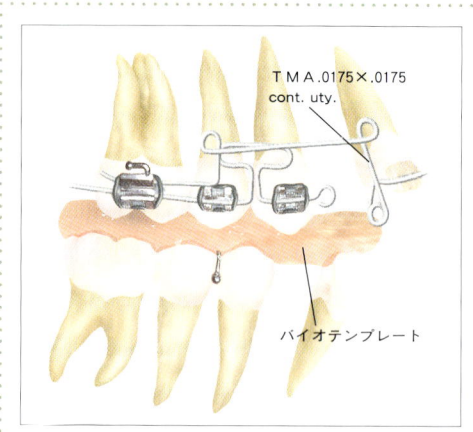

図9-6　.016×.022 コントラクション ユーティリティアーチ

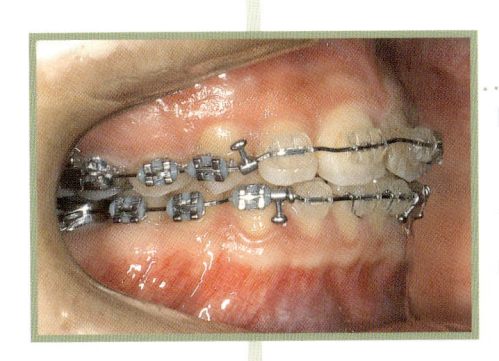

図9-4 30か月後；Tm 3：個々の歯のトルク・アンギュレーションの調節および上下の歯列弓のコーディネーション(.016×.022 MP)．アイデアルアーチのトルク・アンギュレーションの説明(図9-7)．

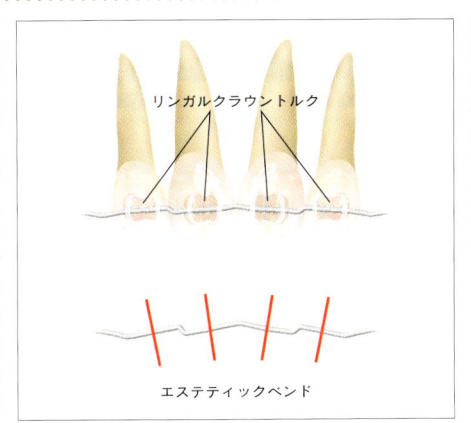

図9-7 アイデアルアーチにトルク・アンギュレーションを入れる

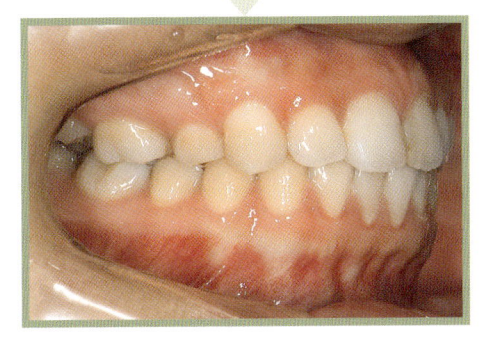

図9-5 T2；動的治療終了時，ディープバイト，トルクが改善されている．

10 下顎歯列弓拡大の一方法　CL II div.1　11歳8か月，男性

低位舌に注意：下顎の狭窄を起こす原因の一つとして機能的問題，とくに低位舌がある．低位舌の原因もいろいろあるが，本症例の場合は舌下小帯の短縮が見られる．また，同時に習慣的機能の問題や上顎との咬合関係も大きな要因の一つである．ここではそれらを考慮した装置を用いた．

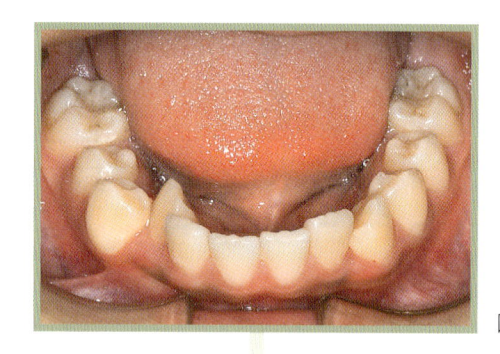

図10-1　T1；3⏋が舌側，⏉3が唇側に転位している．

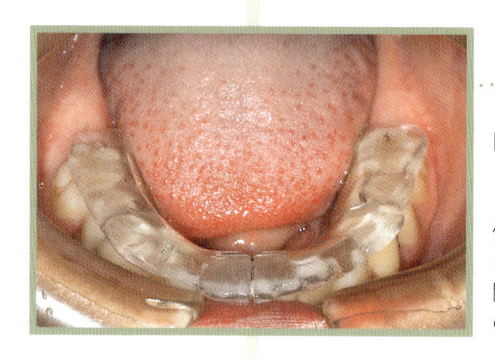

図10-2　バイオテンプレートの正中部にスクリューを組み込んだものを使用し，歯列弓の拡大を図る(スクリューは1〜2週間に一度回す)．スクリューの拡大図(図10-6)．

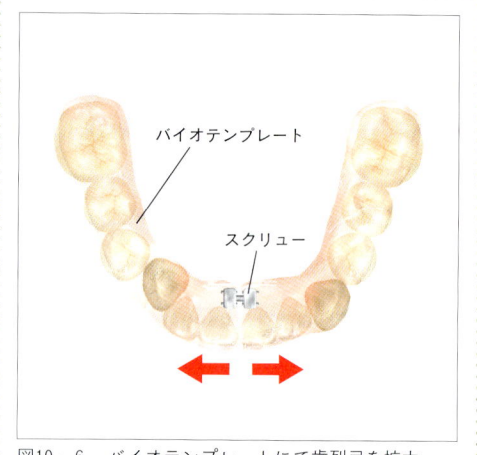

図10-6　バイオテンプレートにて歯列弓を拡大

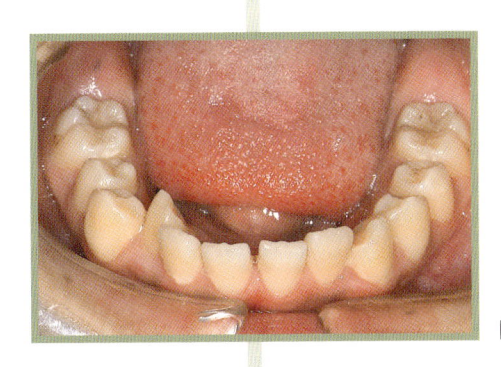

図10-3　Tm1；6か月後，歯列弓が拡大され，正中にもスペースが生じている．

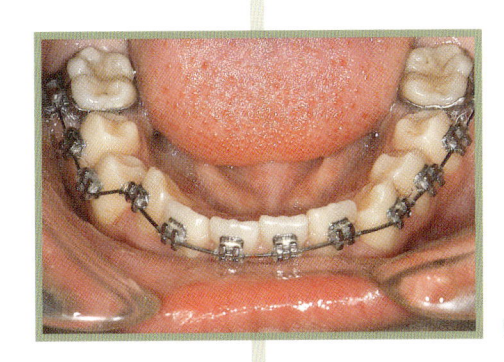

図10-4　バンド＋DBSを行いメモリーアーチを使用する．

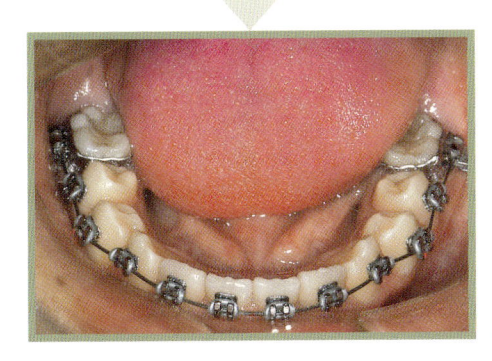

図10-5　Tm2；9か月後，$\overline{3|3}$の叢生がほぼ改善している．

第4章 起こりやすいトラブルの調整法

11 II級仕上げ　CLⅡ div.1　11歳8か月，男性

　II級仕上げはオーバージェットが大きいことだけが理由？：総合的に診断した結果，どうしてもI級の大臼歯関係ではオーバージェットが改善できない症例では，いわゆる「II級仕上げ」を行うこともある．ではその理由はオーバージェットが大きいことだけなのか？

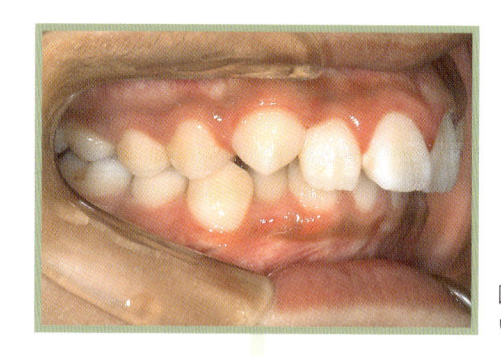

図11-1　上下の叢生が大きく，オーバージェット，オーバーバイトともに大きい．

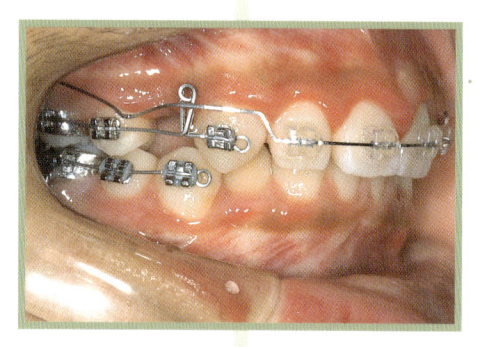

図11-2　4|を抜歯後，犬歯の遠心移動および前歯部のイントリュージョンを行う．上顎：リトラクションセクション(TMA)，ユーティリティアーチ(.016×.022 MP)使用．UTY(図11-7)．

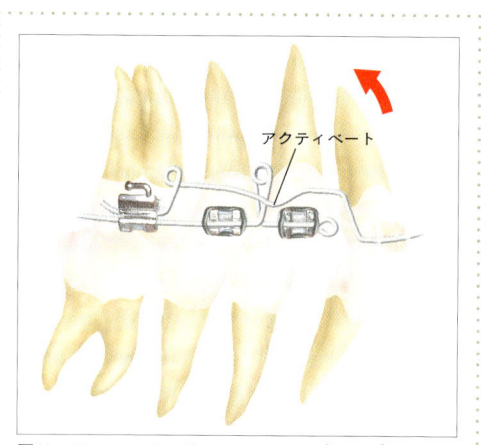

図11-7　ユーティリティアーチでディープバイトを改善

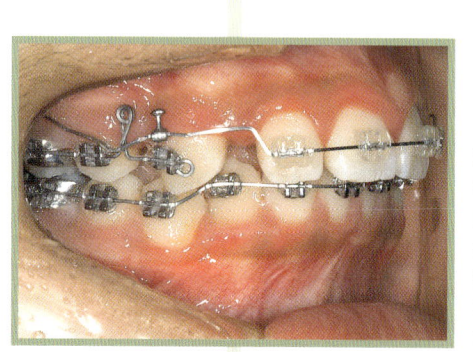

図11-3　2か月後；下顎にユーティリティアーチ．上顎前歯部がイントリュージョンされたので，下顎前歯部にもDBSを行い，ユーティリティアーチ(.016×.016)を装着した．

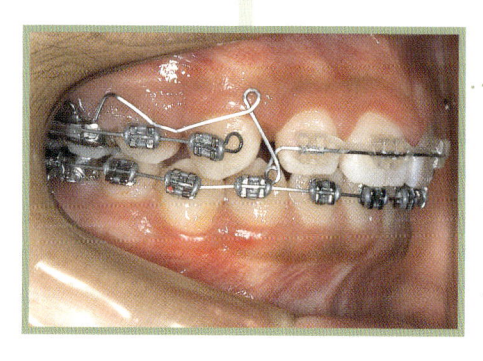

図11-4　5か月後；上顎コントラクションユーティリティアーチ前歯部の舌側移動を行うために，コントラクションユーティリティアーチ(.016×.022 MP)を使用する．コントUTY(図11-8)．

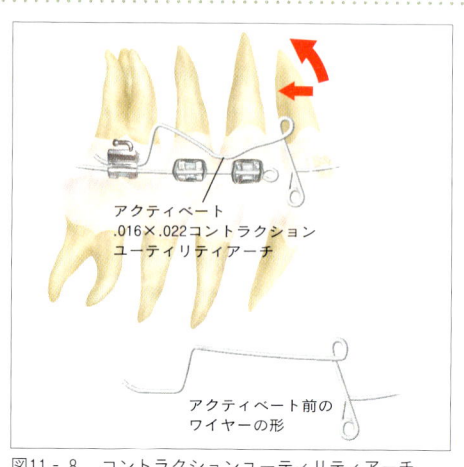

図11-8　コントラクションユーティリティアーチ

92

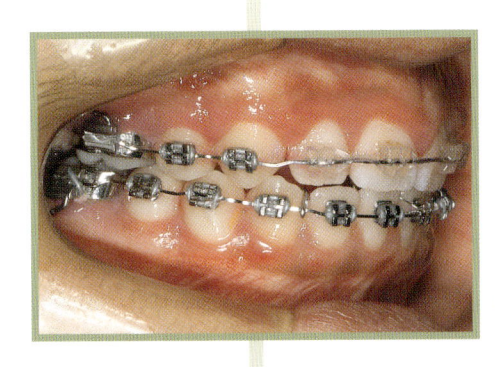

図11-5　11か月後；上下アイデアルアーチにて個々の歯の調節と上下のアライメント（.016×.022 MP）.

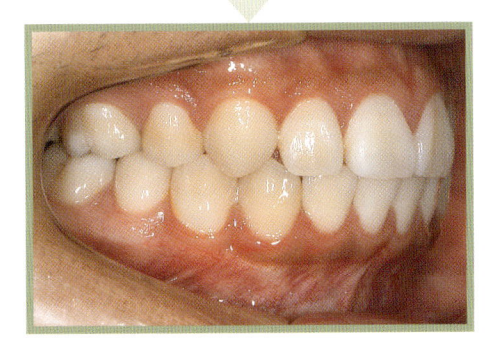

図11-6　14か月後；T2，動的治療終了時；叢生だけでなく，オーバージェット，バイトが改善され，大臼歯関係はⅡ級に設定されている．

参考文献

1. Ricketts RM. Textbook, Advanced Course in Orthodontic Philosophy and Technique. Ⅰ. California : Pacific Palisades, 1976.
2. Ricketts RM. Textbook, Advanced Course in Orthodontic Philosophy and Technique. Ⅱ. California : Pacific Palisades, 1976.
3. Ricketts RM. Textbook, AA Course in Orthodontic Philosophy and Technique. California : Pacific Palisades, 1976.
4. Ricketts RM, Bench RW, Gugino CF, Hilgers JJ, Schulhof RJ. Bioprogressive Therapy. Rocky Mountain / Orthodontics, 1979.
5. Bench R W, Gugino C F. BIOPROGRESSIVE PREFABRICATED ARCHES Arch Wire Construction Procedures. Rocky Mountain / Orthodontics, 1980.
6. 中島榮一郎．矯正診療システム．東京：書林，1978．
7. 中島榮一郎ほか．FOR TOKYO 年間活動報告書—バイオプログレッシブテラピー．東京：FOR TOKYO，1979．
8. Angle HE. Malocclusion of the Teeth. 2nd ed, Philadelphia : The SSWMD Co, 1907.
9. Ricketts RM. Provocations and Perception in Cranio-Facial Orthodontics. Vol. 1, Denver : Rocky Mountain Orthodontics, 1989.
10. 中島榮一郎．咬合確立のための抜歯—なぜそこに歯があるのか．In：伊藤学而，花田晃治（編集）．別冊 the Quintessence. 臨床家のための矯正 YEAR BOOK '01. 東京：クインテッセンス出版，2001；142-149．
11. 中島榮一郎．矯正歯科臨床・世界同時漂流中．In：伊藤学而，中島榮一郎，山本照子，清水典佳，大塚裕純（編集）．別冊 the Quintessence. 臨床家のための矯正 YEAR BOOK '06. 東京：クインテッセンス出版，2006；217-228．
12. 中島榮一郎．アトラス矯正に強くなる本．東京：クインテッセンス出版，2004．

著者略歴

中島 榮一郎（なかじま・えいいちろう）

1970年　日本大学歯学部卒業
1972年　東京医科歯科大学歯学部 歯科矯正学講座 専攻生修了
1972～74年　Drs. Galblum & Suyehiro 留学（ワシントンDC）
1974年　東京都文京区湯島にて専門開業．現在に至る
1981～82年　UCLA 客員教授（米国）
2006年～　臺北醫學大學臨床教授

●連絡先：〒113-0034 東京都 文京区 湯島2-33-1 NXビル1F
　　　　　中島矯正歯科クリニック

＜主な著書・訳書＞
『ワイヤーベンディングマニュアル─バイオプログレッシブテラピー』
（クインテッセンス出版．1981）
『待合室のほん　矯正って何だろう？』（同．1986．共著）
『新 臨床矯正マニュアル』（同．1994．共著）
『PNF ハンドブック』（同．1997．共訳）
『歯科 PNF マニュアル』（同．2003．共著）
『アトラス矯正に強くなる本』（同．2004）

＜所属学会＞
日本矯正歯科学会

QUINTESSENCE PUBLISHING 日本

必ず上達　ワイヤーベンディング

2009年5月10日　第1版第1刷発行
2017年10月5日　第1版第3刷発行

著　者　中島榮一郎（なかじまえいいちろう）

発 行 人　北峯康充

発 行 所　クインテッセンス出版株式会社
　　　　　東京都文京区本郷3丁目2番6号　〒113-0033
　　　　　クイントハウスビル　電話(03)5842-2270（代表）
　　　　　　　　　　　　　　　　　　(03)5842-2272（営業部）
　　　　　　　　　　　　　　　　　　(03)5842-2279（編集部）
　　　　　web page address　http://www.quint-j.co.jp/

印刷・製本　サン美術印刷株式会社

©2009 クインテッセンス出版株式会社　　禁無断転載・複写
Printed in Japan　　　　　　　　　　　　落丁本・乱丁本はお取り替えします
ISBN978-4-7812-0077-4　C3047　　　　　定価はカバーに表示してあります

26年の時を超え、あのベストセラー「総義歯に強くなる本」の筆者が
若手臨床家たちに贈る無歯顎補綴の決定版

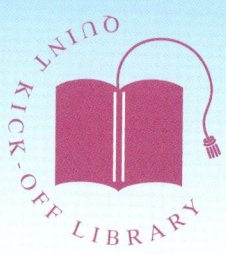

無歯顎補綴に強くなる本

上巻・下巻 同時刊行!!

咬合器はアルコン・タイプで
非スロット・タイプがお勧めか・・・

インプラント手術には、CTやエックス線
による診査は不可欠だ!!

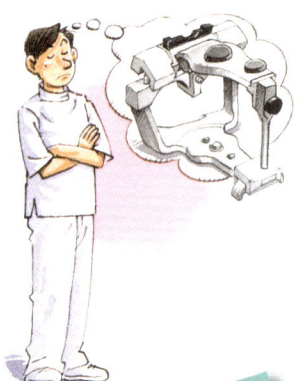

総義歯
オーバー・デンチャー
インプラントと
無歯顎補綴臨床直結の
90項目満載!!

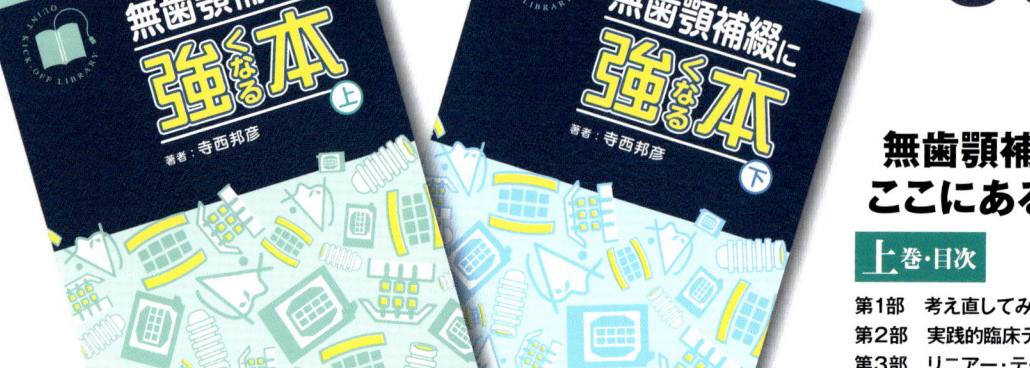

無歯顎補綴成功の答えが
ここにある!!

上巻・目次
第1部　考え直してみよう無歯顎補綴臨床
第2部　実践的臨床テクニック ―診査、診断、治療計画―
第3部　リニアー・テクニックによる総義歯調製

下巻・目次
第3部　リニアー・テクニックによる総義歯調製
第4部　さまざまな治療オプションに生かせる治療用義歯、
　　　　ブランチング・テクニック
第5部　オーバー・デンチャーとインプラント補綴による
　　　　無歯顎補綴臨床

本書は約30年にわたる著者の総義歯、オーバー・デンチャー、インプラント補綴を含めた無歯顎補綴に対する歯科臨床での集大成とも言うべき書籍である。若手の臨床家の「ここが知りたい」「ここがわからない」といった疑問点に、筆者の豊かな臨床経験に裏打ちされた理論と手技をもって解決策を示してくれる一冊。

QUINTESSENCE PUBLISHING 日本
●サイズ：A5判
●上巻192ページ　●上巻定価：本体4,200円（税別）
●下巻206ページ　●下巻定価：本体4,300円（税別）

クインテッセンス出版株式会社

〒113-0033　東京都文京区本郷3丁目2番6号　クイントハウスビル
TEL 03-5842-2272（営業）　FAX 03-5800-7592　http://www.quint-j.co.jp/　e-mail mb@quint-j.co.jp